推拿入门

主　审

赵长泉

主　编

庞保珍　庞清洋　郭兴萍

副主编

鲁霞红　王绍印　江和新　刘　超

编　者

（按姓氏笔画为序）

马　珊　王彦广　李　玮　宋国宏

张　伟　庞慧英　庞慧卿　赵焕云

赵澍锟　胥艳伟　顾仁艳　靳艳玲

金盾出版社

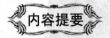

内容提要

　　本书分 4 章,采用通俗易懂、科学实用的语言介绍了推拿的基本知识、养生常用腧穴、推拿与养生、各科疾病的推拿,图文并茂,方法简明,疗效显著。本书提倡中医科学养生,特别突出推拿养生,可供中医临床工作人员及中医院校师生阅读,尤其适于大众养生保健参考。

图书在版编目(CIP)数据

　　推拿入门/庞保珍,庞清洋,郭兴萍主编 . —北京:金盾出版社,2020.12(2022.7 重印)

　　ISBN 978-7-5186-1653-4

　　Ⅰ.①推… Ⅱ.①庞…②庞…③郭… Ⅲ.①推拿—基本知识 Ⅳ.①R244.1

　　中国版本图书馆 CIP 数据核字(2019)第 141439 号

金盾出版社出版、总发行

北京市太平路 5 号(地铁万寿路站往南)
邮政编码:100036　电话:68214039　83219215
传真:68276683　网址:www.jdcbs.mil.cn
北京天宇星印刷厂印刷、装订
各地新华书店经销
开本:850×1168 1/32　印张:4.75　字数:106 千字
2022 年 7 月第 1 版第 2 次印刷
印数:3 001～4 000 册　定价:15.00 元

序

推拿是医者运用各种手法对经络、腧穴进行刺激，从而防治疾病的中医特色外治法。推拿在中医临床中的运用范围十分广泛，效果明确，也是中医养生的重要方法之一。正确地应用推拿，对正常人而言，能增强体质与抗病能力，延年益寿；对患者而言，可使局部症状消退，又可促进患部功能的恢复，从而收到良好的治疗效果。但推拿学习不易，入门较难，因此，编写《推拿入门》一书是件有利于推广推拿学术及有利于养生的仁心之举。

我与本书主编，山东名中医药专家庞保珍主任医师相识多年，他博学多知，医技精深，成果丰硕，妇科与男科双馨，在生殖养生方面造诣颇高。他在临床、科研之余，尚投身中医科普，笔耕不辍，著作等身，今又精心编著本书，以造福大众，其济世之情余甚赞叹之！

本书分四个部分，采用通俗易懂、科学严谨的语言，阐述了推拿之学术大要，其中，第一部分为推拿的基本知识，第二部分为常用养生腧穴，第三部分系统论述了中医推拿与养生，第四部分为各科疾病的推拿，其方法多是庞主任 40 余年临床工作与研究的经验总结，简明易用，可谓"以此养生则寿"，故欣然为之序。

马烈光

（马烈光，中医养生学科创始人、国家中医药高等学校教学名师、全国中医药文化建设先进个人。现为成都中医药大学资深教授、博士生导师、养生康复学院名誉院长，贵州中医药大学中医养生学院名誉院长，《养生杂志》主编，国家中医药管理局"中医养生学"重点学科带头人，国家中管局中医药文化科普巡讲专家，四川省名中医，世界中医药学会联合会养生专业委员会会长。）

前　　言

推拿，古称"按摩""乔摩""挢引""案扤"等，属于中医外治法的范畴，且是中医最方便的外治法，是中医学伟大宝库的重要组成部分。推拿学，是在中医学与现代科学理论的指导下，阐述与研究运用手法和功法防治疾病的方法、规律与原理的一门医学学科。推拿作为一种自然疗法，没有药物的毒副作用，更是一种无创伤疗法，相对来讲，经济简便，易学易用，且适用范围较广。对正常人来讲，科学推拿能增强人体的自然修复及抗病能力，延年益寿；对患者而言，科学推拿既可使局部症状消退，又可促进患部功能的恢复，从而收到良好的治疗效果，但其理论深奥，科学入门较难，为此编写本书。本书的编写遵循以下原则。

1. 具有较好的通俗性、科学性、实用性，力争成为一部推拿入门的精品图书。

2. 图文并茂。既有推拿图片，又有腧穴图，便于查找。

3. 系统介绍基础知识，便于入门。

4. 倡导科学养生、科学防病。

5. 所选病种为常见病、多发病。

6. 所选推拿方法力求简单、有效。

为提高书稿质量，本书由山东名中医药专家庞保珍亲自撰写，其他作者协助完成。本书分四个部分，第一部分介绍了推拿的基本知识；第二部分介绍了常用养生腧穴，图文并茂；第三部分系统论述了中医推拿与养生；第四部分系统介绍了各科疾病的推拿，其方法多是作者40余年临床工作与研究的经验总结，方法简明，疗效显著。中医最大的特色与优势就是养生，本书的特点是突出科学中医养生，尤其是提倡科学推拿养生术，是一部通俗性、科学性、实用性很强的参考书，可供中医学临床、科研工作人员以及中医院校师生阅读，尤其适于大众养生保健阅读参考。

本书承世界中医药学会联合会养生专业委员会会长马烈光教授写序；由真才实学的老中医赵长泉审阅，并将其丰富临床经验倾囊于本书；在编写过程中我们查阅了大量古今医籍、专著和医学期刊，采纳或引用了不少学者的研究成果，在此一并致以谢忱！笔者虽欲求尽善尽美，但书中可能尚有疏漏，祈望同道和读者斧正。

山东名中医药专家　庞保珍

目　　录

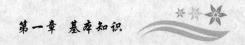

第一章　基本知识

一、推拿与推拿学

推拿，古代称为"按摩""乔摩""挢引""案扤"等，属于中医外治疗法的范畴，是中医学伟大宝库的重要组成部分。推拿学，是在中医学与现代科学理论的指导下，阐述与研究运用手法和功法防治疾病的方法、规律与原理的一门医学学科。

二、推拿的适应证

推拿的适应证很广，几乎覆盖临床各个科室的疾病，但主要的适应治疗病种集中在骨伤、内科、妇科、儿科、五官科等，以及广泛应用于美容、减肥与养生保健。

1. 骨伤科疾病　主要适应病证有：颈椎病、落枕、颈椎间盘突出症、前斜角肌综合征、肩关节撞击综合征、肩关节周围炎、冈上肌肌腱炎、肩峰下滑囊炎、肱二头肌长头肌腱炎、肱二头肌长头肌腱滑脱、肱骨内上髁炎、肱骨外上髁炎、腕管综合征、腱鞘囊肿、脊椎后关节紊乱、慢性腰肌劳损、急性腰肌扭伤、第三腰椎横突综合征、腰椎间盘突出症、骶髂关节扭伤、梨状肌综合征、髋关节扭伤、髋关节滑囊炎、退行性髋关节炎、退行性膝关节炎、膝关节侧副韧带损伤、膝关节创伤性滑膜炎、膝关节半月板损伤、髌下脂肪垫劳损、踝关节扭伤、踝管综合征、跟腱周围炎、跟痛症等。

2. 内科疾病　主要适应病证有：胃脘痛、泄泻、便秘、胃下垂、胆囊炎、感冒、哮喘、咳嗽、高血压、冠心病、眩晕、失眠、消渴、面瘫、中风后遗症、阳痿等。

3. 妇产科疾病　主要适应病症有：乳痈、产后少乳、产后身痛、月经不调、闭经、原发性痛经、慢性盆腔炎、围绝经期综合征、产后耻骨联合分离症、子宫脱垂等。

4. 儿科疾病　主要适应病证有：肌性斜颈、脑性瘫痪、小儿脊柱侧弯、疳积、厌食、腹泻、便秘、遗尿、脱肛、惊风、夜啼、发热、感冒、咳嗽、呕吐、小儿麻痹后遗症、桡骨小头半脱位等。

5. 五官科疾病　主要适应病证有：近视、耳聋、耳鸣、鼻炎、慢性咽炎，以及急、慢性扁桃体炎等。

6. 其他　推拿广泛应用于美容、减肥与养生保健。

三、推拿的禁忌证

临床必须严格掌握推拿手法应用的禁忌证，确保患者的治疗安全，预防医疗纠纷的发生，保护医患双方的合法权益。下列情况不适合运用推拿手法。

1. 各种传染性疾病。
2. 结核性与感染性疾病。
3. 所操作的部位皮肤有烫伤、烧伤或有皮肤破损的皮肤病。
4. 各种恶性肿瘤，尤其是与施术面重合或交叉部位的肿瘤。
5. 胃、十二指肠等急性穿孔。
6. 骨折与较严重的骨质疏松症患者。
7. 有严重心、脑、肺病患者。
8. 有出血倾向的血液病患者。
9. 月经期、怀孕期的腹部、腰骶部操作。

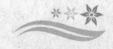

10. 大醉或过饱、过饥、过度劳累的患者。

11. 患有某种精神类疾病，不能与医师合作的患者。

12. 其他：诊断尚不明确者、急性软组织损伤且局部肿胀严重者（比如急性脊柱损伤伴有脊髓炎症状、急性踝关节扭伤等），以及骨髓炎、骨关节结核、老年性骨质疏松症等骨病患者亦不适合运用推拿手法。

四、预防推拿异常情况的发生

就推拿本身而言，它是一种安全、有效而基本无副作用的物理治疗方法，但是若手法运用不当、患者体位不适或精神过于紧张，也可以出现一些异常情况。一旦发生异常情况时，施术者必须立即做出正确判断，并及时进行科学的处理。掌握好推拿手法，并运用得当，尽力取得好的疗效，预防推拿异常情况的出现是其目的。

（一）预防推拿出现皮肤破损和瘀斑

1. 在应用擦法及按揉法时，可配合应用介质，防止破皮。擦法操作时注意控制手法的产热度，且施术者指甲不宜过长。

2. 若非必要，不宜采用过强的刺激手法。

3. 对老年人，尤其是骨质疏松老人使用手法必须轻柔，推拿时间不宜过长。

4. 急性软组织损伤患者一般应在皮下出血停止一定时间后，方可酌情在局部配合使用推拿手法。

5. 施术推拿前应详询病情，准确判断推拿适应证。

（二）预防推拿后出现疼痛

疼痛系指患者经推拿手法操作后，尤其是初次接受推拿手法治疗的患者，局部组织出现痛感觉，拒按，夜间尤甚，疼痛加重。

对第1次接受推拿手法治疗的患者，手法要轻柔，且局部施术的时间不宜过长。对于精神紧张的患者，酌情给予心理辅导安慰，稳定患者的情绪。

（三）预防推拿出现软组织损伤

软组织损伤系指软组织或骨骼肌肉受到手法直接或间接暴力，造成组织受创后出现微循环障碍、无菌性炎症，致使局部肿胀疼痛一类的创伤综合征。

1. 加强推拿手法基本功练习，正确掌握推拿动作要领，手法操作时不可使用暴力与蛮力。

2. 不可经常使用脊柱旋转类扳法，且在应用时一定要注意不要超越正常的生理活动范围。

（四）预防推拿中出现骨折脱位

骨折脱位系指医师在推拿操作过程中，尤其是在做运动关节类手法或较强刺激的按压手法时，因手法运用不当造成患者骨折或脱位的现象。

1. 施术推拿手法治疗前，尤其是使用运动关节类手法时，应详问病史，明确诊断，必须先行X线等影像学检查，排除骨折与骨质病变或其他推拿禁忌证。

2. 推拿施术者必须熟悉人体解剖与各关节的正常生理运动幅度，采用运动关节类手法操作必须在正常生理活动范围内进

行，一定切忌用暴力、蛮力。

3. 对于老年患者，依据患者病情选择体位，且手法压力不宜过重，时间不宜过长。

4. 患者的体位必须正确、舒适，应以患者耐受且利于医师进行手法操作为原则。

（五）预防推拿中出现脊髓损伤

脊髓损伤系指医师在进行推拿手法操作过程中，尤其是在脊柱做运动类扳法等手法时，因操作不当或诊断不清，造成患者脊髓损伤的现象。

1. 施术推拿手法前，尤其是应用运动关节类手法时，应详问病史，明确诊断，必须先进行 X 线等影像学检查，排除骨质病变与骨折或其他推拿禁忌证。

2. 施术者必须熟悉人体解剖与各关节的正常生理运动幅度，应用运动关节类手法操作必须在正常生理活动的范围内进行，切忌应用蛮力、暴力。

（六）预防推拿中出现晕厥

晕厥系指患者在接受推拿手法治疗过程中，突然出现头晕目眩、胸闷恶心、心慌气短等不适表现。严重者发生四肢厥冷、出冷汗，甚至出现昏厥、晕倒等表现。

1. 施术推拿前要详询病情，准确判断。施术过程中应随时注意患者的体质情况、精神状态，以及对手法治疗的耐受性。

2. 选择正确、舒适，且能持久接受推拿手法治疗的体位，一般是以卧位进行推拿为佳。

3. 饥饿状态、过度疲劳的患者，要待其适量进食、恢复体力后，再进行推拿治疗。

4. 推拿时，手法刺激不宜过强，且治疗时间不宜过长。

5. 对初次接受推拿治疗与精神紧张的患者，要做好解释工作，消除患者的顾虑。

6. 保持诊疗室内的空气流通。

五、推拿的手法

"手法"系指用手或肢体的其他部分，按照各种特定的技巧与规范化的动作，以力的形式作用于体表的特定部位或穴位，以达到防病治病、强身健体与延年益寿目的的一种技巧方法，属中医外治疗法范畴。"手法"这种特定的技巧动作，依据需要可以酌情用手操作，也可以用肢体的其他部位操作，如用脚操作的"踩跷法"。"手法"虽以"力"的形式表现，但不是蛮力与暴力，而是柔和之力、巧力，这种技巧动作有别于日常生活中的按、拿、捏等动作，它是一种具有医疗保健功能的治疗手段，故称为"法"。

六、推拿手法操作的注意事项

手法操作前：首先要明确诊断，排除推拿禁忌证，并与患者充分沟通，消除患者的紧张情绪；注意治疗环境适宜，操作者的手要保持清洁与温暖，指甲须经常修剪；苦练手法。

手法操作中：①注意调神，集中精力，操作过程中应密切观察患者的反应，以便适时调整手法刺激量，谨防不良反应或意外发生。若一旦发生意外，应立即停止操作，及时给予对症处理。②注意操作顺序与操作时间。操作顺序一般自上而下、从前到后、由浅入深、循序渐进，并可酌情适当调整。局部治疗则应按手法的主次进行。手法强度要遵循先轻后重、由重转

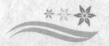

轻的原则。③注意操作要领与操作者的手法、身法、步法的协调一致。

手法操作结束后：①注意观察患者反应。如有晕厥、恶心、疼痛加重等不适现象发生，应按推拿异常情况及时处理；若神经挤压、关节半脱位或脱位等适宜推拿处理的，可按现症推拿整复；如出现骨折、肾挫伤、脑梗死等，应立即停止施术，及时送往相关医院或科室治疗，必要时应进行现场抢救。②注意与患者及时沟通，交代清楚疗程与其他注意事项，最大限度地争取患者的理解与支持，提高依从性。

七、推拿的介质

手法操作过程中，在推拿部位的皮肤上配合使用的膏剂、油剂、水剂或粉剂等，统称为推拿介质，又称推拿递质。若摩擦类手法使用膏剂介质，又称为膏摩。

1. 介质的作用 利用介质的润滑作用以保护皮肤，从而减少手法对皮肤的摩擦损伤；利用介质的药理作用，通过透皮吸收，发挥其治疗作用；利用手法加介质产生的温热效应，发挥手法、穴位与介质中所含药物的协同作用，增强疗效。

2. 介质的选择 常用的介质剂型有汁剂、乳剂、水剂、粉剂、膏剂、油剂等。一般来讲，病属表证，多宜用解表剂，如葱姜汁、薄荷汁等；如病属寒证，宜选用具有温热散寒作用的介质，如葱姜水、冬青膏等；如病属热证，宜选具有清凉退热作用的介质，如凉水、酒精等；如病属血瘀证，宜选活血化瘀类药剂，如红花油、云南白药酊等；如病属虚证，宜选具有滋补作用的介质，如含有人参等滋补成分的药酒等；其他证型可酌情选用一些中性介质，如滑石粉、爽身粉等。

八、常用的推拿体位

常用推拿体位包括医师体位和患者体位。医师体位的选用应以既方便手法操作，又能最大限度地节省体力为原则。患者体位的选用应以既能使患者肌肉放松，感到舒适、安全，可保持一定的时间而不感觉疲劳，又有利于医师手法操作为原则。

1. 医师的体位、步态与姿势常依据患者的体位与被操作的部位灵活选用。

2. 患者常采用仰卧位、俯卧位、侧卧位、俯坐位、端坐位等体位。

九、常用的推拿手法

（一）一指禅推法

一指禅推法是拇指自然伸直，余指的掌指关节与指间关节自然屈曲，拇指端或罗纹面或偏锋、拇指指间关节的背侧着力于治疗部位，沉肩、垂肘、悬腕、掌虚、指实，以前臂摆动，带动腕关节有节律地内、外摆动，使所产生的功力通过拇指，持续地作用于治疗部位（图1）。手法频率为120～160次/分。

（二）㨰　法

㨰法是沉肩、垂肘，小指掌指关节背侧为吸定点，手背部第4～5掌骨基底部背侧着力于治疗部位，肘关节微屈并放松，腕关节放松，以通过前臂主动推旋，带动腕关节屈伸的复合运动，使产生的功力持续作用于治疗部位（图2）。手法频率为120～160次/分。

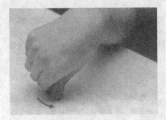
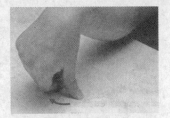

a. 内摆   b. 外摆

（1）一指禅指端推法

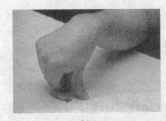
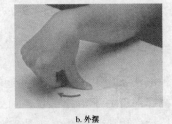

a. 内摆   b. 外摆

（2）一指禅罗纹面推法

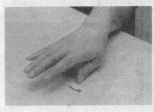
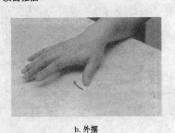

a. 内摆   b. 外摆

（3）一指禅偏锋推法

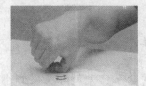

（4）跪推法

图 1　一指禅推法示意图

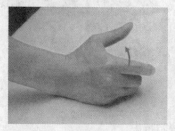
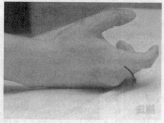

图 2 撩 法

（三）滚 法

滚法系用第 2～5 手指的近端第 1、2 指节与第 1 指间关节背侧突起部着力于治疗部位，前臂带动腕关节屈伸，使产生的功力持续作用于治疗部位（图 3）。

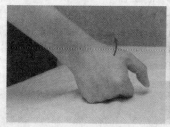
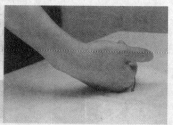

（1）内摆　　　　　　　　　（2）外摆

图 3 滚 法

（四）擦 法

擦法系以手掌的全掌、大鱼际、尺侧小鱼际着力于施术部位，做较快速的往返直线运动，使之摩擦生热。擦法包括掌擦法、大鱼际擦法与小鱼际擦法（图 4）。

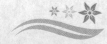

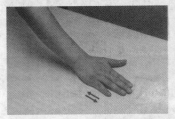

（1）掌擦法

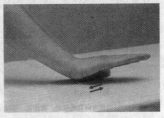

（2）大鱼际擦法

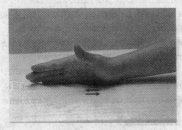

（3）小鱼际擦法

图 4　擦法示意图

（五）推　法

推法是以指、掌、肘着力于治疗部位上，做单方向直线推动。推法分为指推法、掌推法与肘推法 3 种（图 5）。

（六）拿　法

拿法是以拇指与其余手指相对用力，提捏或揉捏肌肤，即"捏而提之谓之拿"（图 6）。可单手操作，亦可双手同时操作。拿法可柔可刚，但临床所用以"刚"为多；刺激量较大时，每次每个部位所拿时间不宜过长。

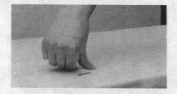

a. 拇指指端推法

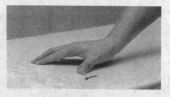

b. 拇指平推法

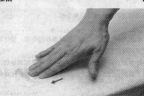

c. 三指推法

（1）指推法

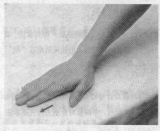

（2）掌推法

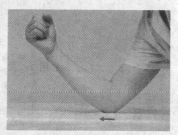

（3）肘推法

图 5　推法示意图

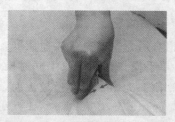

（1）三指拿法

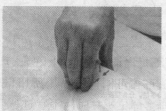

（2）五指拿法

图 6　拿法示意图

（七）拿揉法

拿揉法系拿法与揉法的复合运用。操作时在拿法动作的基础上，使拇指和其他手指在作捏、提时增加适度地旋转揉动，所产生的拿揉之力连绵不断地作用于治疗部位（图7）。拿揉法是在拿中含有一定的旋转揉动，以拿为主、以揉为辅。操作时要自然流畅，不可呆滞僵硬。

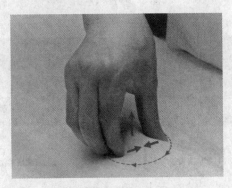

图7　拿揉法示意图

（八）按　法

按法系以指或掌着力于体表，逐渐用力下压。按法刺激强而舒适，常与揉法结合运用，组成"按揉"复合手法。分为指按法与掌按法两种（图8）。

（九）按揉法

按揉法系按法与揉法的复合动作。包括指按揉法与掌按揉法两种（图9）。

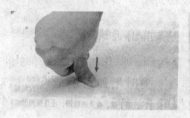

（1）指按法

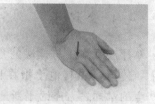

（2）掌按法

图 8　按法示意图

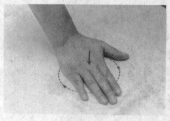

（1）单掌按揉法

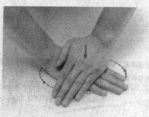

（2）双掌按揉法

图 9　按揉法示意图

（十）摩　法

摩法系用指或掌在患者体表做环形而有节律的轻抚摩动。分为指摩法、掌摩法两种（图 10）。古代应用摩法还常配以药膏，以加强手法的治疗效果，称为"膏摩"。

（十一）揉　法

揉法系以手掌大鱼际或掌根、手指罗纹面等部位着力，吸定于体表治疗部位上，带动皮肤、皮下组织一起，做轻柔和缓的环旋动作。分为掌揉法、鱼际揉法、指揉法、前臂揉法与肘

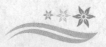

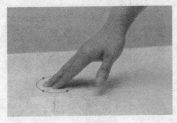
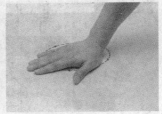

（1）指摩法　　　　　　　（2）掌摩法

图 10　摩法示意图

揉法等（图 11）。

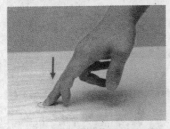
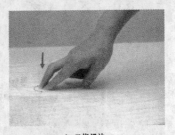

a. 单指揉法　　　　　　　b. 二指揉法

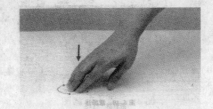

c 三指揉法

（1）指揉法

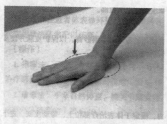

a. 单掌揉法   b. 叠掌揉法

（2）掌揉法

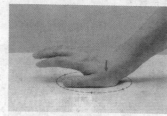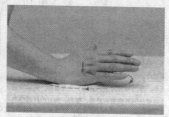

a. 大鱼际揉   b. 小鱼际揉

（3）鱼际揉法

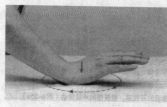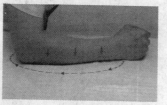

（4）掌根揉法   （5）前臂揉法

图 11   揉法示意图

（十二） 揉 法

捏法系用拇指与其他手指在治疗部位做相对性挤压。捏法可单手操作，亦可双手同时操作。分为二指捏法、三指捏法、五指捏法（图 12）。

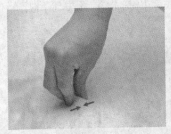

（1）三指捏法

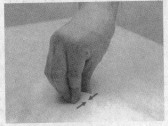

（2）五指捏法

图 12　捏法示意图

（十三）捏　脊

　　捏脊系用拇指或示指桡侧缘顶住皮肤，拇指或示、中指前按，三指同时用力提拿皮肤，双手交替捻动向前（图 13）。

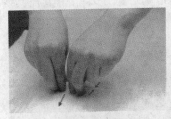

（1）三指捏脊

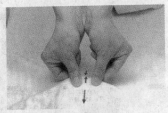

（2）二指捏脊

图 13　捏脊示意图

（十四）点　法

　　点法系医师以指端或关节突起部点按治疗部位。主要包括指端点法、屈指点法、肘点法。亦可借助器械进行操作，如用点穴棒。点法具有着力点小、刺激强、操作省力的特点。该法具有类似针刺的效应，故又称为"指针"。

1. 拇指端点法 拇指端点法系以拇指端着力于治疗部位，进行持续点按（图14）。

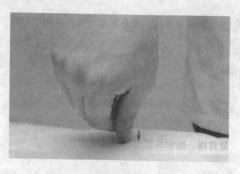

图14 拇指端点法示意图

2. 屈拇指点法 屈拇指点法系拇指屈曲，以拇指指间关节桡侧或背侧着力于治疗部位，拇指端可抵于示指中节桡侧缘以助力，进行持续点按（图15）。

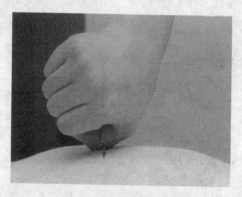

图15 屈拇指点法示意图

3. 屈示指点法 屈示指点法系示指屈曲，其他手指相握，以示指近侧指间关节突起部着力于治疗部位，进行持续点按

（图16）。

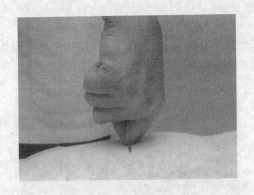

图16 屈示指点法

4. 肘点法 肘点法系屈肘，以肘部着力于治疗部位，进行持续点按（图17）。

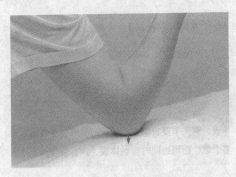

图17 肘点法示意图

5. 点穴棒点法 点穴棒点法系以点穴棒着力于治疗部位，进行持续点按。点穴棒材料有木质、牛角、金属等，其着力端比较圆钝，点按时没有刺痛。

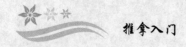

（十五） 拍 法

拍法系用虚掌拍打体表（图18）。拍法可单手操作，亦可双手同时操作。

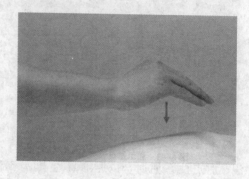

图18 拍法示意图

注：图片选自房敏，宋柏林主编．推拿学 ［M］．北京：中国中医药出版社，2016．

第二章 推拿养生常用的腧穴

一、经 络

经是指经脉，直行者为经，是主干，在里，较大。络是指网络，是旁支，在表，较小。经与络关系密切，经脉、络脉，合称经络。经络能沟通内外，贯穿上下，把人体的脏腑、肢体、五官九窍与皮肉筋骨等组织联系成为一个有机的整体，借以运行气血，联络脏腑肢节，是调节体内各部组织的一种特殊联络系统。身体是千亩良田，经络乃灌溉沟渠。经络可联系脏腑，沟通内外；运行气血，营养周身；抗御病邪，保卫机体。

二、腧 穴

腧穴是脏腑经络气血输注于体表的部位，是针灸施术的刺激点。腧穴在历代有许多名称，比如砭灸处、气穴、骨空、孔穴、穴位。

穴位不是孤立于体表的一个点，而是和脏腑、组织、器官有一定内在联系并互相输通的一些特定部位，这些特定部位在经络线上。针灸或推拿就是通过刺激经络腧穴，使之产生调整作用，来达到防治疾病的目的。

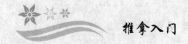

三、腧穴常用的定位方法

腧穴的定位方法有多种，其中最常用的是手指同身寸法。手指同身寸法，又称"指寸定位法"或"手指比量法"，是以患者的手指为标准，进行测量定位的方法。常用的有以下 3 种。

1. 中指同身寸法　该法简称"中指寸法"，是以患者的中指中节屈曲时，内侧两端纹头之间定为 1 寸（图 19）。可用于四肢直寸与背部横寸取穴。

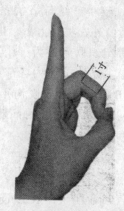

图 19　中指同身寸示意图

2. 拇指同身寸法　该法是以患者拇指指关节的宽度定为 1 寸（图 20）。适用于四肢的直寸取穴。

3. 横指同身寸法　该法是将患者示指、中指、无名指与小指并拢，以中指中节近心端横纹处为准，四指横量定为 3 寸（图 21）。

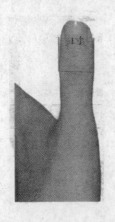
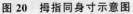
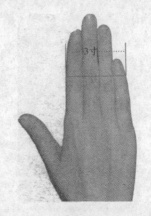

图 20　拇指同身寸示意图　　　图 21　横指同身寸示意图

四、常用养生腧穴

推拿养生的作用是与腧穴的作用相结合而产生的。具有养生作用的腧穴多为全身强壮穴；而人体的大多数腧穴从不同角度对机体功能均可起到不同程度的康复治疗作用。现将常用养生腧穴介绍如下。

1. 关元

定位：在下腹部，前正中线上，当脐下 3 寸（图 22）。

养生作用：具有培补元阴元阳、回阳救逆、培元固本、调理冲任之功，为全身强壮要穴，道家称之为丹田，是古代养生家意守之处。可广泛应用于日常养生，能防治脏腑虚损诸疾，常灸、指针关元，则可补肾壮阳，抗衰延年，尤其是在夏秋之交，艾灸关元养生效果更好。也可用于各种虚弱与生殖、泌尿系疾病的康复治疗，比如心悸、阳痿、月经不调、小便失禁等。

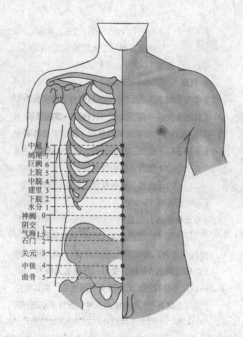

中庭 8
鸠尾 7
巨阙 6
上脘 5
中脘 4
建里 3
下脘 2
水分 1
神阙 0
阴交
气海 1.5
石门 2
关元 3
中极 4
曲骨 5

图 22　关元、气海、神阙、中脘示意图

2. 气海

定位：在下腹部，前正中线上，当脐下 1.5 寸（图 22）。

养生作用：具有培补元气，补益强壮之功。为元气之海，是全身强壮要穴。可用于日常养生，以及因元气虚弱出现的各种病证，比如咳喘、呃逆，以及生殖疾病的康复治疗。

3. 神阙

定位：在腹中部，脐中央（图 22）。

养生作用：为全身强壮与回阳救逆之要穴。具有培补元气，回阳固脱，健运脾胃的作用。常用于养生，老年元气虚弱、中气不足所致的各种病证，以及生殖、泌尿、消化系病变等多种

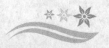

疾病的康复治疗。

4. 中脘

定位：在上腹部，前正中线上，当脐中上 4 寸（图 22）。

养生作用：具有调理脾胃，补益中气的功能。可用于预防脾胃病，以及各种脾胃病的康复治疗。

5. 膻中

定位：在胸部，前正中线上，平第 4 肋间，两乳头连线的中点（图 23）。

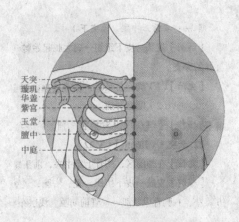

图 23　膻中示意图

养生作用：八会穴之一，气会膻中，是人身理气要穴，可调理气机。临床上多用于气病或气机逆乱所致的各种病证的防治，比如咳喘、胸闷、呃逆等。

6. 命门

定位：在腰部，当后正中线上，第 2 腰椎棘突下凹陷中（图 24）。

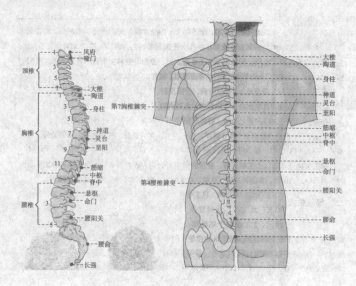

图 24　命门、至阳、大椎示意图

养生作用：具有补肾壮阳、强腰健肾的作用。可用于腰、肾的养生，以及各种虚寒证、虚损证，生殖、泌尿系疾病的康复治疗等，比如夜尿多、手足逆冷、肾虚腰痛、阳痿等。

7. 至阳

定位：在背部，当后正中线上，第 7 胸椎棘突下凹陷中（图 24）。

养生作用：具有宽胸理气、通络止痛、调理中焦脾胃的功能。可用于心胸与脾胃的养生，以及心胸、脾胃、脊背功能失调的康复治疗，比如心痛、乳房胀痛、胃痛、黄疸、脊背痛等。

8. 大椎

定位：在后正中线上，第 7 颈椎棘突下凹陷中（图 24）。

养生作用：为诸阳经之交会处。具有振奋人身阳气、强壮机体、清热解表、镇静安神的作用。可用于日常养生；也可用于各种虚寒之证、体虚感冒、流感、发热、骨蒸潮热、颈椎病等的康复治疗等。

9. 风府

定位：在颈部，当后发际正中直上 1 寸，枕外隆突直下，两侧斜方肌之间凹陷中（图 25）。

养生作用：具有祛风解表、泻热和醒脑开窍之功。可用于各种表证、神志病的康复治疗等，比如中风不语、眩晕、感冒、颈项强痛等。

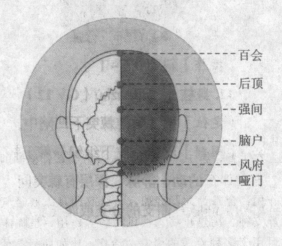

百会
后顶
强间
脑户
风府
哑门

图 25　风府示意图

10. 百会

定位：在头部，当前发际正中直上 5 寸，或两耳尖连线的中点处（图 26）。

养生作用：具有升阳举陷、醒脑开窍、通络止痛之功。可用于日常养生，以及头痛、脑病、高血压、失眠、痴呆、瘫痪、内脏脱垂等病的康复治疗等。

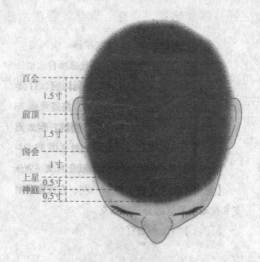

百会
1.5寸
前顶
1.5寸
囟会
4寸
上星 0.5寸
神庭 0.5寸

图 26　百会示意图

11. 合谷

定位：在手背，第1、2掌骨间，当第2掌骨桡侧的中点处（图27）。

养生作用：合谷为大肠经原穴，具有调理大肠经气、通经活络、镇静安神、泻热止痛、祛风消疹等作用，是临床常用退热要穴。可用于多种疾病的康复、治疗，比如面瘫、牙痛、面痛、痛经、发热、中风偏瘫、癫痫、荨麻疹、便秘等。

12. 曲池

定位：在肘横纹外侧端，屈肘，当尺泽与肱骨外上髁连线中点（图28）。

养生作用：曲池是大肠经合穴，可调节大肠腑气与大肠经气。具有祛风泻热、通经活络与降压等功能，是临床常用退热要穴。可用于多种疾病的康复、治疗，比如外感发热、半身不遂、肩臂疼痛、皮肤病、肠痈等。

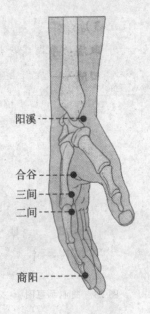

阳溪----●

合谷----●
三间----●
二间----●

商阳----●

图 27　合谷示意图

13. 下关

定位：在面部耳前方，当颧弓与下颌切迹所形成的凹陷中（图 29）。

养生作用：具有祛风止痛、通经活络之功。多用于面部病变、牙病、耳病、下颌关节病变的康复治疗，以及面部美容保健。

14. 天枢

定位：在腹中部，距脐中 2 寸（图 30）。

养生作用：大肠募穴。具有通调大肠腑气、调理气血之功。可用于腹胀、便秘、泄泻、月经病、肥胖症的康复治疗。

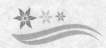

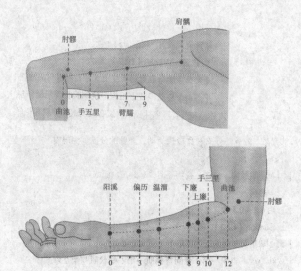

图 28　曲池示意图

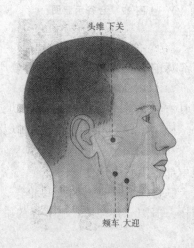

图 29　下关示意图

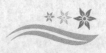

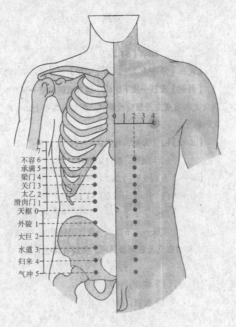

不容6
承满5
梁门4
关门3
太乙2
滑肉门1
天枢0
外陵1
大巨2
水道3
归来4
气冲5

图 30　天枢示意图

15. 足三里

定位：在小腿前外侧，当犊鼻下 3 寸，距胫骨前缘 1 横指（图 31）。

养生作用：养生保健、全身强壮要穴。具有调理脾胃、补益气血、通经活络等功效；常灸、指压足三里可使元气充盈不衰，延年益寿。可用于日常养生，增强体质，预防疾病；亦可用于各种虚证、脾胃功能失调、下肢功能障碍、高血压等的康复治疗。

16. 丰隆

定位：在小腿前外侧，当外踝尖上 8 寸，条口外，距胫骨

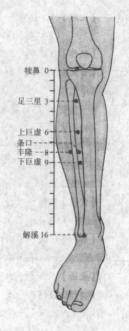

图 31　足三里、丰隆示意图

前缘 2 横指（图 31）。

养生作用：祛痰要穴。具有调理脾胃功能，运化水湿之功。可用于对痰湿体质的养生调理，以及痰湿所致各种病证的康复治疗，比如高血压、高脂血症、肥胖、咳喘、失眠等。

17. 三阴交

定位：在小腿内侧，当足内踝尖上 3 寸，胫骨内侧缘后方（图 32）。

养生作用：肝脾肾三经交会穴。可调理脾经与足三阳经经气，具有调脾胃，益肝肾之功。可用于对生殖系统的养生保健，以及因肝脾肾功能失调所致的各种病证，比如风疹、湿疹、高

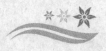

血压、失眠、心悸等的康复治疗。

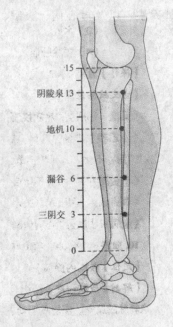

图 32 三阴交示意图

18. 血海

定位：屈膝，在大腿内侧，髌骨内侧端上 2 寸，当股四头肌内侧头的隆起处（图 33）。

养生作用：具有健脾除湿、调理营血、通利小便之功。可用于日常膝关节的养生，以及月经病、生殖系病、泌尿系病与皮肤病等的康复治疗。

19. 少海

定位：屈肘，在肘横纹内侧与肱骨内上髁连线的中点处（图 34）。

养生作用：心经之合穴。具有降压、通调心脉、宁心安神之功。可用于心脏养生，以及冠心病、失眠、痴呆、癫狂等的康复治疗。

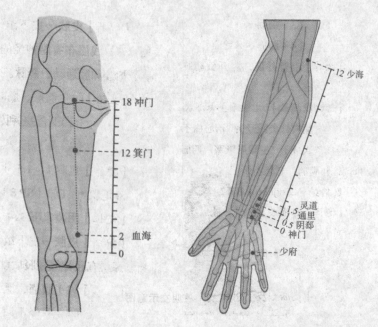

图 33　血海示意图　　　　图 34　少海示意图

20. 后溪

定位：在手掌尺侧，微握拳，当小指本节（第 5 掌指关节）后的远侧掌横纹头赤白肉际（图 35）。

养生作用：为八脉交会穴，通于督脉。具有通经活络止痛之功。可用于肢体痛证的康复治疗，如中风偏瘫、颈项强痛、腰痛、手指挛急等。

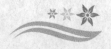

21. 肩贞

定位：在肩关节后下方，臂内收时，腋后纹头上1寸（图36）。

养生作用：具有通经活络止痛之功。可用于肩臂功能障碍的康复治疗，如肩关节疼痛、中风偏瘫等。

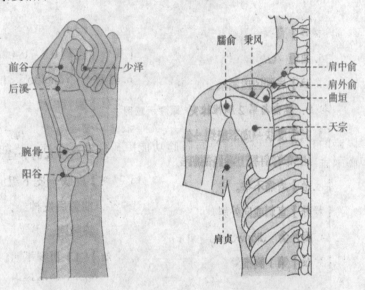

图35　后溪示意图　　　　图36　肩贞示意图

22. 颧髎

定位：在面部，当目外眦直下，颧骨下缘凹陷处（图37）。

养生作用：具有局部通经活络之功。多用于面部养颜防衰；面部肌肉功能失调的康复治疗，比如面瘫、面肌痉挛等。

23. 攒竹

定位：在面部，当眉头陷中，眶上切迹处（图38）。

养生作用：具有降压明目与通经活络之功。多用于眼目与

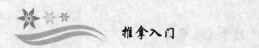

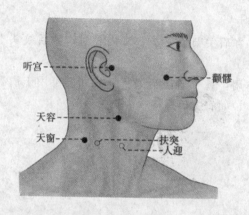

图 37 颧髎示意图

眼睑的日常养生保健；眼与眼睑功能障碍的康复治疗，比如眼睑下垂、目赤肿痛、近视等。

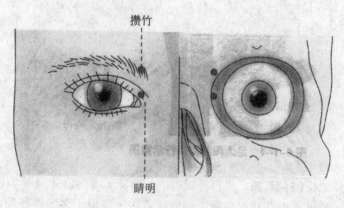

图 38 攒竹示意图

24. 肺俞

定位：在背部，当第 3 胸椎棘突下，旁开 1.5 寸（图 39）。

养生作用：肺之背腧穴，具有调理肺气、通经活络、泻热止痛之功。可用于肺脏养生；肺功能失调的康复治疗，比如咳嗽气喘、胸闷、背脊疼痛等。

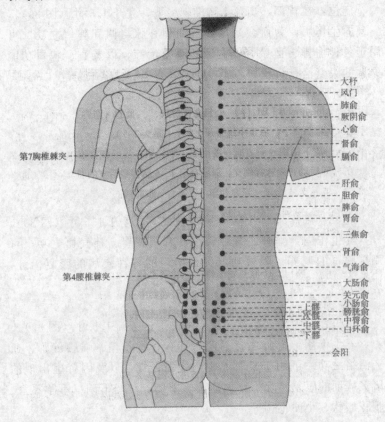

第7胸椎棘突

第4腰椎棘突

大杼
风门
肺俞
厥阴俞
心俞
督俞
膈俞

肝俞
胆俞
脾俞
胃俞

三焦俞

肾俞

气海俞

大肠俞

关元俞
小肠俞
膀胱俞
中膂俞
白环俞

上髎
次髎
中髎
下髎

会阳

图 39　肺俞、心俞、膈俞、肝俞、脾俞、肾俞示意图

25. 心俞

定位：在背部，当第 5 胸椎棘突下，旁开 1.5 寸（图 39）。

养生作用：心之背腧穴，具有调理心脉、宁心安神、通经活络之功。可用于心脏养生；心脏功能失调的康复治疗，比如

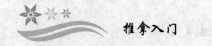

心痛、心悸、癫狂、失眠等。

26. 膈俞

定位：在背部，当第7胸椎棘突下，旁开1.5寸（图39）。

养生作用：为血会穴。具有调理心脉与调理脾胃之功。可用于各种血虚、血瘀、出血证的康复治疗，以及心、脾胃功能失调的康复治疗，比如心痛、呃逆、胃痛、食欲缺乏等。

27. 肝俞

定位：在背部，当第9胸椎棘突下，旁开1.5寸（图39）。

养生作用：肝脏之背腧穴。具有调理肝胆、疏肝理气之功。可用于肝脏养生，以及肝胆功能失调所致的各种疾病的康复治疗，比如肝炎、胆囊炎、胁痛、目视不明等。

28. 脾俞

定位：在背部，当第11胸椎棘突下，旁开1.5寸（图39）。

养生作用：脾脏之背腧穴。具有调脾胃、补气血之功。可用于脾胃的调养；脾胃功能失调出现的各种疾病的康复治疗，比如食欲缺乏、黄疸、腹泻、水肿等。

29. 肾俞

定位：在腰部，当第2腰椎棘突下，旁开1.5寸（图39）。

养生作用：肾脏之背腧穴。具有补肾益精、强腰健肾、通经活络之功。可用于日常养生，增强肾气，以及因肾虚出现的诸多病证的康复治疗，比如遗精、阳痿、月经不调、不孕不育、腰膝酸软、小便不调等。

30. 膏肓

定位：在背部，当第4胸椎棘突下，旁开3寸（图40）。

养生作用：全身强壮穴之一。具有补虚益损、止咳平喘、通经活络之功。可用于日常养生，增强体质，以及咳嗽气喘、吐血盗汗、遗精健忘、肩背疼痛等病的康复治疗。三伏灸膏肓有预防哮喘的作用。

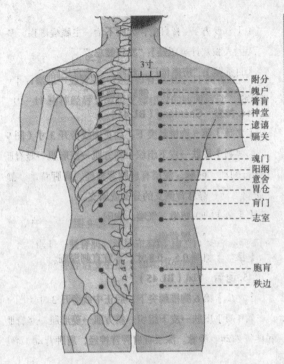

图 40 膏肓示意图

31. 承山

定位：在小腿后面正中，委中与昆仑之间，当伸小腿或足跟上提时腓肠肌腹下出现尖角凹陷处（图 41）。

养生作用：具有通经活络、通便止血之功。常用于大便难、痔疮、下肢病变的康复治疗。

32. 涌泉

定位：在足底部，卷足时足前部凹陷处，约当足底 2、3 趾趾缝纹头端与跟腱连线的前三分之一与后三分之二交点上（图 42）。

养生作用：具有补肾填精、回阳救逆、泻热开窍之功。是

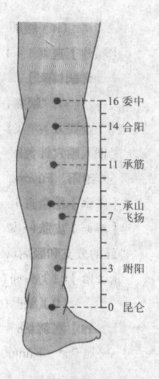

图41 承山示意图

养生常用腧穴；可用于肾精不足所致的多种虚证，比如四肢逆冷、热厥、头晕、头痛的康复治疗。

33. 太溪

定位：在足内侧，内踝后方，当内踝尖与跟腱之间的凹陷处（图43）。

养生作用：具有补益肾气、清虚热、调经血之功。可用于肾虚所致的多种病证的康复治疗，比如遗精、阳痿、耳鸣、咽喉疼痛、牙痛、头晕、头痛、腰腿痛、跟骨骨刺等。

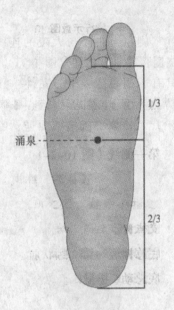

图 42 涌泉示意图

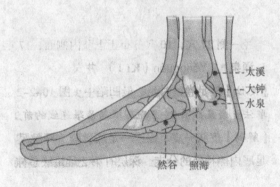

图 43 太溪示意图

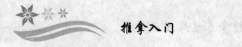
34. 内关

定位：在前臂掌侧，当曲泽与大陵的连线上，腕横纹上2寸，掌长肌腱与桡侧腕屈肌腱之间（图44）。

养生作用：具有通调心脉、宁心安神、醒脑开窍、调理三焦气机、止呕之功。可用于心脏养生；心脏病、心神病与胃气上逆之证的康复治疗，比如心绞痛、呃逆、呕吐、失眠、健忘等。

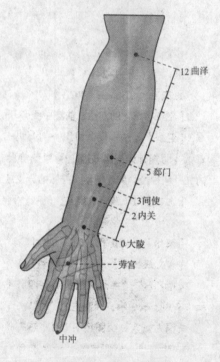

图44　内关示意图

35. 风池

定位：在项部，当枕骨之下，与风府相平，胸锁乳突肌与

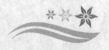

斜方肌之间的凹陷处（图45）。

养生作用：祛内外风之要穴，具有祛风解表、醒脑开窍、镇静安神、通经活络等功能。可用于外感风邪、中风、发热、失眠、健忘、痴呆、面瘫、五官功能障碍、吞咽困难等的康复治疗。另外，按摩风池有健脑之功。

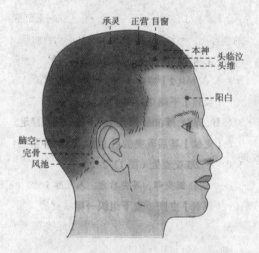

图45 风池示意图

36. 肩井

定位：在肩上，前直乳中，当大椎与肩峰端连线的中点上（图46）。

养生作用：具有强壮补益、通经活络之功。可用于诸虚百损之症，比如"堕胎后手足逆冷，灸此穴立愈"，以及"失精劳伤"等；也常应用于疲劳后的恢复、颈肩病变、上肢病变的康复治疗。本腧穴多用灸法，以增强补益作用。

37. 环跳

定位：在股外侧部，侧卧屈股，当股骨大转子最凸点与骶

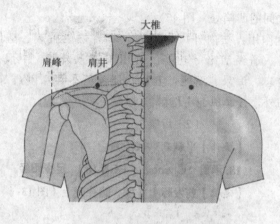

图46 肩井示意图

管裂孔连线的外三分之一与中三分之一交点处（图 47）。

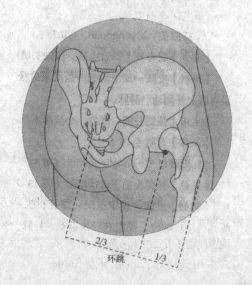

图47 环跳示意图

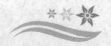

养生作用：具有通经活络、祛风止痛之功。可用于腰腿病变的康复治疗，如中风偏瘫、下肢不遂、下肢痿证、腰腿痛等。

38. 悬钟

定位：在小腿外侧，当外踝尖上3寸，腓骨前缘（图48）。

养生作用：为髓会穴。具有填精补髓、疏肝利胆、通经活络之功。可用于髓海空虚所致的多种病证，比如头目疾病的康复，以及肝胆病变、下肢功能障碍等的康复治疗。

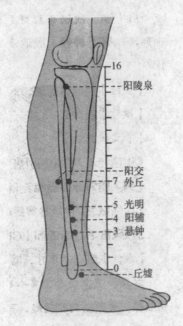

图48 悬钟示意图

39. 太冲

定位：在足第一、二跖骨结合部之前凹陷中（图49）。

养生作用：具有疏肝理气、调补肝血、镇静息风之功。常用于肝胆病变、头目病变与内风所致抽搐的康复治疗，比如头

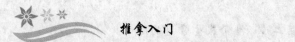

痛、眩晕、胁痛、肝炎、胆囊炎等；也可用于美容，治疗面部
晦黯。

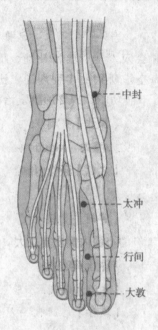

图 49　太冲示意图

注：图片选自沈雪勇主编．经络腧穴学［M］．新世纪第 4
版．北京：中国中医药出版社，2016.

五、小儿推拿特定穴

1. 坎宫

定位：自眉头起沿眉向眉梢成一横线。

操作：两拇指自眉心向眉梢做分推，称推坎宫，又名推眉

弓（图 50）。推 30～50 次。

作用：疏风解表，明目醒脑，止头痛。

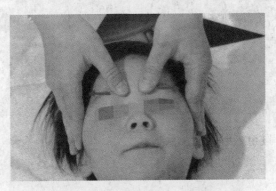

图 50　推坎宫

2. 天门（攒竹）

定位：两眉连线中点至前发际成一直线。

操作：两拇指自下而上交替直推天门，称开天门，又名推攒竹（图 51）。推 30～50 次。

作用：发汗解表，开窍醒神，镇静安神。

3. 脊柱

定位：大椎至长强成一直线。

操作：用示、中二指面自上而下做直推，称推脊（图 52）；用捏法自下而上称捏脊。每捏三下再将脊背提一下，称捏三提一法。推 100～300 次，捏 3～5 次。

作用：调阴阳，理气血，通经络，和脏腑，培元气，清热。

4. 龟尾

定位：尾椎骨端。

操作：用拇指端或中指端揉龟尾，称揉龟尾（图 53）。揉 100～300 次。

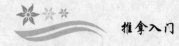

作用：通调督脉之经气，调理大肠，能止泻，也能通便。

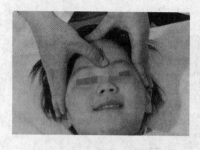

图 51　开天门　　　　　　　　图 52　推脊

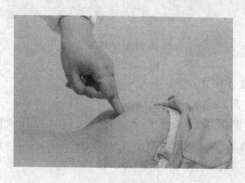

图 53　揉龟尾

5. 脾经

定位：拇指末节罗纹面，另有说系拇指桡侧缘一线。

操作：将患儿拇指屈曲，循拇指桡侧缘向指根方向直推为补，称为补脾经（1）。循拇指桡侧缘由指根向指端方向直推为清，称为清脾经（2）。补脾经、清脾经，统称推脾经（图 54）。推 100～500 次。

作用：补脾经可健脾益胃，滋补气血；清脾经可清热利湿，化痰止呕。

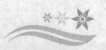

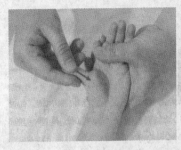
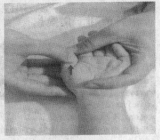

（1）补脾经　　　　　　　（2）清脾经

图 54　推脾经

6. 肺经

定位：无名指末节罗纹面。

操作：自无名指指尖向掌面末节指纹方向直推为补，称补肺经；自无名指掌面末节指纹向指尖方向直推为清，称清肺经。补肺经与清肺经统称推肺经。推 100～500 次。

作用：补肺经可补益肺气；清肺经可疏风解表，宣肺清热，化痰止咳。

7. 肾经

定位：小指末节罗纹面。

操作：自小指指根向指尖方向直推为补，称为补肾经；自小指指尖向指根方向直推为清，称为清肾经。补肾经与清肾经统称为推肾经。推 100～500 次。

作用：补肾经可温养下元，补肾益脑；清肾经可清利下焦湿热。

8. 小肠

定位：小指尺侧边缘，自指尖到指根呈一直线。

操作：自小指指尖直推向指根为补，称补小肠（图 55）；反之为清，称清小肠。补小肠与清小肠统称推小肠。推 100～300

次。

作用：清利下焦湿热。

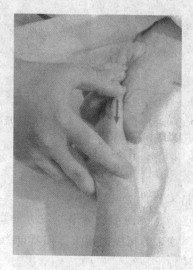

图 55　补小肠

9. 大肠

定位：示指桡侧缘，自示指尖至虎口呈一直线。

操作：从示指尖直推向虎口为补，称为补大肠（图 56）；反之为清，称为清大肠。补大肠与清大肠统称推大肠。推 100～300 次。

作用：补大肠可温中止泻，涩肠固脱；清大肠可除湿热，导积滞，清利肠腑。

10. 胃经

定位：拇指掌面近掌端第 1 节（或大鱼际桡侧赤白肉际处）。

操作：自拇指根向掌根方向直推为补，称补胃经；反之为

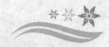

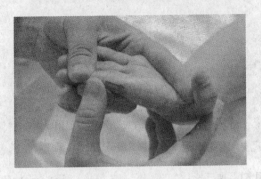

图 56 补大肠

清，称清胃经。补胃经与清胃经统称推胃经。推 100～500 次。

作用：补胃经可健脾胃，助运化；清胃经可清中焦湿热，泻胃火，和胃降逆，除烦止渴。

11. 三关

定位：前臂桡侧，阳池至曲池成一直线。

操作：用拇指桡侧面或示、中指面自腕推向肘，称为推三关（图 57）；屈患儿拇指，自拇指外侧端推向肘称为大推三关。推 100～300 次。

作用：温阳散寒，发汗解表，补气行气。

12. 六腑

定位：前臂尺侧，阴池至肘成一直线。

操作：用拇指面或示、中指面自肘推向腕，称为退六腑或推六腑（图 58）。推 100～300 次。

作用：清热，解毒，凉血。

13. 天河水

定位：前臂正中，总筋（掌后腕横纹中点）至洪池（曲泽）成一直线。

操作：用示、中二指面自腕推向肘，称为清（推）天河水

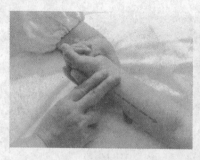

图 57　推三关

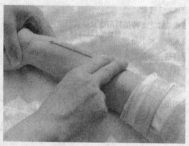

图 58　退六腑

（图 59）；用示、中二指蘸水自总筋处，一起一落弹打如弹琴状，直至洪池，同时一面用口吹气随之，称为打马过天河。推 100～300 次。

作用：清热解表，泻火除烦。

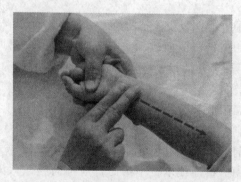

图 59　清（推）天河水

注：图片选自房敏，宋柏林主编．推拿学［M］．北京：中国中医药出版社，2016.

第三章　推拿与养生

　　五脏调养是在中医藏象理论的指导下，以五脏为核心，以维持脏腑功能稳定协调为目的的综合养生方法。因为五脏是生命的基础，是身体强壮的根本，"五脏者，身之强也"，"得强则生，失强则死"（《素问·脉要精微论》），所以，中医推拿养生强调以五脏为中心进行调养，通过科学的推拿手段使"五脏所藏""五脏所主"功能正常，则人才能长久保持健康，祛病延寿，"度百岁乃去"。总之，不仅推拿养生方法如此，而且各种养生方法的最终目的或效验，均是要使五脏坚固、气血平和，即最终目的要使生命的基础得以巩固加强，使五脏生理功能保持正常，进而使以五脏为中心的整个人体生命系统保持正常与协调，从而不得病，少得病，增强体质，延年益寿。

一、推拿养心

　　中医认为，心为阳脏，位于胸中而居膈上，为"阳中之太阳"。心在五行属火，又称"火脏"。心之阳气不但可以维持心脏自身的生理功能，而且对全身具有温煦作用，推动血液，维持人体生命活动。

　　心对全身各脏腑的功能活动起着指挥与协调作用，因此"心为君主之官""心为五脏六腑之大主"。心的这种主宰地位，主要是由心"主血脉"与"主神明"的功能所决定。只有气血供养充足，人体各脏腑才能发挥各自的正常生理功能；只有心主神志的功能正常，各脏腑的活动才能相互协调。因此，中医

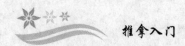

推拿养生特别重视养心，通过科学的推拿手段使心阳振，心血充，心脉畅，心神明。只有心正常发挥"君主"功能，才能增强体质，祛病延年。

推拿养心：心俞、内关、郄门、神门，每穴点、按、揉3～5分钟，术前患者静坐小憩，深呼吸数次。

二、推拿养肝

中医认为，肝藏血，主疏泄，喜调达，恶抑郁。肝为阴中之少阳，体阴而用阳。肝主藏血，具有贮藏血液与调节血量的功能。人体各脏腑组织需要得到肝血的滋养才能发挥正常的生理功能，"故人卧血归于肝，肝受血而能视，足受血而能步，掌受血而能握，指受血而能摄"（《素问·五脏生成篇》）。且肝脏还能根据人体各脏腑器官的活动状态，对血液进行合理的调节与输布。肝为将军之官，风木之脏，喜条达而恶抑郁，善于升发阳气。疏泄既是肝脏之功能，也是肝气条达的具体表现。人体的气、血、津液与精神情志等均必须在肝脏正常疏泄功能的支配调节下，才能发挥各自应有的功能。因此，调养肝脏，最主要的就是要顺应肝喜条达的特性，保持其正常的疏泄功能，从而维持人体气血津液与精神情志的条达顺畅。

推拿养肝：太冲、肝俞、阳陵泉、丘墟，每穴点按3～5分钟，术时患者取卧姿，人卧血归于肝。另外，肝经循行于胁肋部，还可酌情配合推搓两胁法，疏肝解郁。

三、推拿养脾

中医认为，脾为后天之本，气血生化之源。脾为五脏之一，胃为六腑之一，两者关系十分密切。在五行归类上，脾胃均属

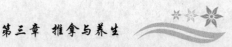

土，脾为戊土，胃为己土；在解剖位置上，两者同位于膈下脐上，属于中焦，以膜相连；在经络上，两者互相连属，互为表里；在运化水谷上，脾主运化，胃主受纳，两者配合共同组成气血化生之源；在调节气机上，脾气主升，胃气主降，两者协调共同组成气机升降之枢纽。因此，中医推拿养生十分重视脾胃的保养，只有脾胃功能健旺，人体才能气血充足，气机通畅，自然健康长寿。

推拿养脾：足三里、脾俞、商丘、公孙，每穴点按 3～5 分钟。脾为至阴，术时患者不宜太饱，并适量运动。

四、推拿养肺

中医认为，肺在脏腑中位置最高，外主皮毛，上通鼻窍，故与外界环境联系紧密，对气候环境变化相当敏感；且肺质柔嫩，不能耐受过寒过热的刺激。因此，一旦触冒六淫寒热等邪气，肺往往容易先病，故肺又被称为"娇脏"。肺主气，司呼吸，能主一身之气，且能通调水道，能调节治理一身的气机运行与水液代谢，正如一国的宰相，因此中医奉其为"相傅之官"。只有肺气充足，人才能少生病，延年益寿。

推拿养肺：肺俞、尺泽、合谷、列缺，每穴点按 3～5 分钟。肺为太阴，喜润恶燥，行术时少呷温水佳。

五、推拿养肾

中医认为，肾主藏精。肾的藏精体现在两个方面：一是藏"先天之精"，此精禀受自父母，具有促进人体的生长、发育与逐步具备生殖能力的功能，是人生命活动的原动力，因此肾被称为"先天之本"；二是藏"后天之精"，该精由脾胃运化水谷而生，用以濡养人体五脏六腑、四肢百骸。后天之精的化生，需依赖于先天之精的支持；而先天之精的发挥，又必须得到后天之精的不断充养。两精相互依存，相互为用。

肾主藏精，而精能生髓，髓居于骨中，骨赖髓以充养，故中医认为肾"主骨生髓"，肾精充足，骨髓生化有源，则骨骼坚固有力；若肾精虚少，骨髓化源不足，则骨失养，表现为脆弱，不能久立。而牙齿为"骨之余"，若骨骼失养，则牙齿常会松动，甚至脱落。因此，当人衰老肾精不足时，常表现为走路不稳、牙齿掉落等。

因此，中医推拿养生十分重视养肾，只有肾精充足，肾阴肾阳平衡，肾主水功能顺畅运行，人才能健康长寿。

推拿养肾：涌泉、肾俞、太溪，每穴搓揉 5～8 分钟，肾为少阴水脏，宜温勿寒，将手搓热掮按穴位佳。

六、推拿调理体质

体质养生系指在中医理论指导下，根据不同的体质，采用相应的养生方法和措施，纠正其体质之偏，达到防病延年的目的。

1. 平和质

常见表现：面色、肤色润泽，头发稠密有光泽，目光有神，鼻色明润，嗅觉通利，唇色红润，不易疲劳，精力充沛，耐受寒热，睡眠良好，胃纳佳，二便正常，舌色淡红，苔薄白，脉和缓有力。

调体法则：注意摄生保养，饮食有节，劳逸结合，生活规律，坚持锻炼。继续科学养生保健，力争无病到天年。

辨体推拿：平和质者，无气血阴阳偏颇，无明确调体推拿穴位。平素以保养为主，可酌情适当推拿足三里、涌泉穴。如

患病时，以辨病、辨证论治为主，重在及时治疗，防止因疾病导致体质偏颇。

2. 气虚质

常见表现：平素语言低弱，气短懒言，容易疲乏，精神不振，易出汗，舌淡红，舌边有齿痕，脉弱。

调体法则：培补元气，补气健脾。

辨体推拿：在医师的指导下推拿。足三里，双点按各 6 分钟；章门，双点按各 6 分钟；气海，点揉 10 分钟，隔日 1 次。

3. 阳虚质

常见表现：平素畏冷，手足不温，喜热饮食，精神不振，舌淡胖嫩，脉沉迟。

调体法则：补肾温阳，益火之源。

辨体推拿：在医师的指导下推拿。命门、肾俞，揉搓 10 分钟，睡前揉搓。

4. 阴虚质

常见表现：手足心热，口燥咽干，鼻微干，喜冷饮，大便干燥，舌红少津，脉细数。

调体法则：滋补肾阴，壮水制火。

辨体推拿：在医师的指导下推拿。涌泉、少府，睡前用拇指揉压 10 分钟。

5. 痰湿质

常见表现：面部皮肤油脂较多，多汗且黏，胸闷，痰多，口黏腻或甜，喜食肥甘甜黏，苔腻，脉滑。

调体法则：健脾利湿，化痰泄浊。

辨体推拿：在医师的指导下推拿。丰隆叩击 10 次，中脘顺时针揉搓，睡前、晨起各 10 分钟。

6. 湿热质

常见表现：面垢油光，易生痤疮，口苦口干，身重困倦，

大便黏滞不畅或燥结，小便短黄，男性易阴囊潮湿，女性易带下增多，舌质偏红，苔黄腻，脉滑数。

调体法则：分消湿浊，清泄伏火。

辨体推拿：在医师的指导下推拿。三阴交、内庭各点按10分钟。

7. 血瘀质

常见表现：肤色晦暗，色素沉着，容易出现瘀斑，口唇暗淡，舌黯或有瘀点，舌下脉络紫黯或增粗，脉涩。

调治法则：活血祛瘀，疏利通络。

辨体推拿：在医师的指导下推拿。太冲、血海各点击揉搓10分钟。

8. 气郁质

常见表现：神情抑郁，情感脆弱，烦闷不乐，舌淡红，苔薄白，脉弦。

调治法则：疏肝行气，开其郁结。

辨体推拿：在医师的指导下推拿。太冲、内关、膻中各点击数次。

9. 特禀质

常见表现：过敏体质者常见哮喘、风团、咽痒、鼻塞、喷嚏等；患遗传性疾病者有垂直遗传、先天性、家族性特征；患胎传性疾病者具有母体影响胎儿个体生长发育及相关疾病特征。

调体法则：临床对于先天性、遗传性疾病或生理缺陷，一般无特殊调治方法。或从亲代调治，防止疾病遗传。过敏质者或益气固表，或凉血消风，总以纠正过敏体质为法。

辨体推拿：调整过敏体质推拿。肺俞、列缺各揉搓10分钟。

七、推拿美容

1. 头部推拿美容

在医师的指导下辨证推拿。

推拿穴位与方法：百会、四神聪拇指按揉。

2. 眼部推拿美容

在医师的指导下辨证推拿。

推拿穴位与方法：太阳、四白点压揉适度。

3. 面部推拿美容

在医师的指导下辨证推拿。

推拿穴位与方法：合谷、迎香、阳白点按揉搓各 5 分钟。

贵在坚持。

第四章　各科疾病的推拿

一、内科疾病

（一）肥　胖

1. 概述　肥胖是指体内过量脂肪堆积而使体重过度增加的一种异常体质状态，是一种常见的营养障碍性疾病，是由于遗传与环境因素等所致能量摄入多于消耗而失衡的结果。常伴有怕热多汗、动作迟缓、肌肉无力、易倦、学习及劳动效率低，以及精神与心理异常等症状。肥胖是 2 型糖尿病、高血压、心血管疾病、胆石症及某些癌症的重要危险因素之一。

2. 中国人肥胖的判定标准　国际生命科学学会中国办事处中国肥胖问题工作组联合数据汇总分析协作组，2001 年提出中国成人体重指数分类的推荐意见（表 1）。

表 1　2001 年中国成人肥胖与超重的 BMI 分类及肥胖相关疾病的危险

BMI		相关疾病危险	
分　类	数　值	胸围　男<85cm 女>80cm	腰围　男≥85cm 女≥80cm
体重过低	<18.5		
正　常	18.5～23.9		疾病危险增加
超　重	24.0～27.9	疾病危险增加	疾病危险高
肥　胖	≥28	疾病危险高	疾病危险极高

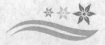

注：选自中华中医药学会发布．中医内科常见病诊疗指南·西医疾病部分 ［M］．北京：中国中医药出版社，2008.

3. 辨证推拿 肥胖属本虚标实。本虚以气虚为主，主要是肾虚或脾虚，或脾肾两虚。标实以痰浊、膏脂为主，常兼水湿，亦兼有气滞、血瘀。病位以脾为主，次及肾与肝胆，亦可累及心肺，但总以脾肾气虚为最多见，可伴有肝胆疏泄失调。

在医生的指导下辨证推拿。

（1）脾虚湿阻证

临床表现：肥胖，水肿，肢体困重，疲乏无力，懒言，尿少，纳差食少，大便溏薄，脘腹胀满，舌质淡或淡红，舌苔薄腻，脉沉细。

治法：健脾化湿。

推拿穴位与方法：太冲、足三里、中脘、章门，睡前或随时每穴点按揉5分钟。

（2）胃热湿阻证

临床表现：形体肥胖，消谷善饥，头胀眩晕，肢重怠惰，口臭口干，口渴喜冷饮，大便秘结，舌质红，苔腻微黄，脉滑数。

治法：清热化湿通腑。

推拿穴位与方法：内庭、合谷、中脘、天枢，起床前、睡前或随时每穴点按揉3分钟。

（3）肝郁气滞证

临床表现：肥胖，胸胁苦满，胃脘痞满，女性可见月经不调或闭经，失眠，多梦，舌质暗红，舌苔白或薄腻，脉细弦。

治法：疏肝理气解郁。

推拿穴位与方法：中封、内关、阳陵泉，睡前或随时每穴点按掐5分钟。

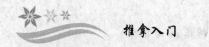

（4）脾肾两虚证

临床表现：形体肥胖，虚浮肿胀，少气懒言，疲乏无力，动则喘息，头晕畏寒，食少纳差，腰膝冷痛，大便溏薄，或五更泄泻，性欲低下或阳痿，舌质淡，苔薄白，脉沉细。

治法：温阳化气利水。

推拿穴位与方法：太溪、阴陵泉、中极、三阴交，睡前或随时按揉每穴 5 分钟。

（5）气滞血瘀证

临床表现：形体肥胖，烦躁易怒，常长叹息，两胁胀满，胃脘痞满，口干舌燥，头晕目眩，失眠多梦，月经不调或闭经，舌质暗有瘀斑，苔薄白，脉弦数或细弦。

治法：疏肝理气，活血化瘀。

推拿穴位与方法：大敦、血海、肩井。点按掐，每穴 3～5 分钟。

（6）阴虚内热证

临床表现：肥胖，五心烦热，低热，头昏眼花，头胀头痛，腰痛腿软，舌尖红，舌苔薄或少苔，脉细数。

治法：滋阴补肾。

推拿穴位与方法：劳宫、涌泉、中脘。掐揉，每穴 5 分钟。

（二）高脂血症

1. 概述　高脂血症是指由于脂肪代谢或运转异常，导致血液中的总胆固醇（TC）、低密度脂蛋白胆固醇（LDL-C）、三酰甘油（TG）等升高的病症。其中主要是指高胆固醇血症与高三酰甘油血症。根据病因不同，分为原发性和继发性两类。原发性高脂血症多有家族遗传倾向，目前原因未明；继发性高脂血症多继发于糖尿病、肾病、甲状腺功能减退等疾病。血脂异常

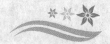

和不良生活方式、饮食习惯与年龄的增长有关。经大量的流行病学、临床与实验研究证实，高脂血症是动脉硬化的首要危险因素，与脑血管病、冠心病的发病直接相关。该病属于中医学的"痰饮"等范畴。

2. 辨证推拿 在医生的指导下辨证推拿。

（1）湿热蕴结证

临床表现：血脂异常，肥胖，头晕，口干口苦，疲乏，烦热，便干尿赤，舌质红，苔黄腻，脉弦滑。

治法：清热利湿。

推拿穴位与方法：太冲、丰隆、中脘、血海，每穴叩击 10～15 次。

（2）痰湿内阻证

临床表现：血脂异常，头晕身重，胸脘满闷，胃纳呆滞，大便不畅，舌质淡，苔白腻，脉濡滑。

治法：化痰祛湿。

推拿穴位与方法：内关、支沟、丰隆、中脘，每穴按压揉搓 3～5 分钟。

（3）痰瘀结滞证

临床表现：血脂异常，头晕身重，胸胁胀闷，肢体麻木，口干纳呆，大便不爽，舌质暗红或紫暗，有瘀斑，苔白或白腻，脉弦滑或细涩。

治法：化痰行瘀。

推拿穴位与方法：肩井、风市、悬钟、膻中，每穴点按击穴 10～20 次。

（4）脾虚湿盛证

临床表现：血脂异常，倦怠乏力，头晕身重，腹胀纳呆，大便溏薄，舌质淡胖，边有齿痕，苔白腻，脉濡缓。

治法：健脾利湿。

推拿穴位与方法：三阴交、列缺、足三里、中脘，按揉数分钟。

（5）肝肾阴虚证

临床表现：血脂异常，腰膝酸软，手足心热，口燥咽干，头晕耳鸣，右胁隐痛，舌质红，少苔，脉弦细或细数。

治法：滋补肝肾。

推拿穴位与方法：至阳、膈俞、肝俞、肾俞，每穴点按3～5分钟。

（6）脾肾阳虚证

临床表现：血脂异常，畏寒肢冷，腰膝酸软，脘痞腹胀，夜尿频多，大便不实，舌质淡，苔薄白，脉沉迟。

治法：补肾健脾。

推拿穴位与方法：命门、气海、阴陵泉，每穴搓揉点3～5分钟。

（三）高血压

1. 概述　高血压是一种以体循环动脉压升高为主要特征的临床综合征，可分为原发性与继发性两大类。原因不明者，称为原发性高血压，又称高血压病，占高血压患者的95％以上；在不足5％的患者中，血压升高是某些疾病的一种临床表现，有明确而独立的病因，称为继发性高血压。临床主要表现为血压升高，头晕头痛，时发时止，或头重脚轻，耳鸣心悸。该病属于中医学的"眩晕""头痛"等范畴。

2. 高血压的诊断要点　以静息、非药物状态下2次或2次以上非同日多次重复血压测定所得平均值作为依据。目前我国采用1999年WHO/ISH的标准，即收缩压≥140毫米汞柱（mmHg）和（或）舒张压≥90毫米汞柱（mmHg）即诊断为高

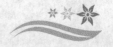

血压。详细分级见表2。

如果患者的收缩压与舒张压分属不同的级别时，则以较高的分级为准。单纯收缩期高血压也可按照收缩压水平分为1、2、3级。

表2　成人血压水平分级标准（≥18岁）

类　别	收缩压（mmHg）	舒张压（mmHg）
正常血压	<120	<80
正常高值	120～139	80～89
高血压	≥140	≥90
1级高血压（轻度）	140～159	90～99
2级高血压（中度）	160～179	100～109
3级高血压（重度）	≥180	≥110
单纯收缩期高血压	≥140	<90

注：选自中华中医药学会发布．中医内科常见病诊疗指南·西医疾病部分［M］．北京：中国中医药出版社，2008．

3. 辨证推拿　在医生的指导下辨证推拿。

（1）肝火上炎证

临床表现：以烦躁易怒、头晕胀痛、面红目赤为主，兼见耳鸣如潮、胁痛口苦、便秘溲黄等症，舌质红，苔黄，脉弦数。

治法：清肝泻火。

推拿穴位与方法：太溪、太冲、太阳，每穴点按3～5分钟。

（2）痰湿内阻证

临床表现：以头重如裹为主要不适表现，兼见胸脘痞闷、纳呆恶心、呕吐痰涎、身重困倦、少食多寐等症，舌质淡，苔

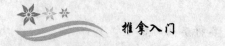

白腻，脉滑。

治法：化痰祛湿，和胃降浊。

推拿穴位与方法：丰隆、中脘、阳池、膻中，每穴点按揉3～5分钟。

（3）瘀血内阻证

临床表现：以头痛如刺、痛有定处为主要不适表现，兼见胸闷心悸、手足麻木、夜间尤甚等症，舌质暗或有瘀点、瘀斑，脉弦涩。

治法：活血化瘀。

推拿穴位与方法：行间、血海、膈俞，每穴按揉3～5分钟。

（4）阴虚阳亢证

临床表现：以五心烦热、眩晕耳鸣、腰酸膝软为主要不适表现，兼见头重脚轻、口燥咽干、两目干涩等症，舌质红，少苔，脉细数。

治法：平肝潜阳，清火息风。

推拿穴位与方法：涌泉、肾俞、三阴交、大椎，每穴揉按点3～5分钟。

（5）肾精不足证

临床表现：以耳鸣腰酸、心烦不寐为主要不适表现，兼见心悸健忘、失眠梦遗、口干口渴等症，舌质红，少苔，脉细数。

治法：滋养肝肾，益精填髓。

推拿穴位与方法：水泉、肝俞、肾俞、委阳，每穴点按叩3～5分钟。

（6）气血两虚证

临床表现：以短气乏力、眩晕时作、口干心烦为主要不适表现，兼见面白、自汗或盗汗、心悸失眠、纳呆、腹胀便溏等症，舌质淡，苔白，脉细弱。

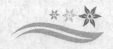

治法：补益气血，调养心脾。

推拿穴位与方法：足三里、神门、中脘、百会、督脉，每次点按揉掐 3～5 分钟。

（7）冲任失调证

临床表现：以妇女月经来潮或更年期前后出现头痛、头晕为主要不适表现，兼见心烦、失眠、胁痛、全身不适等症，血压波动，舌质淡，苔白，脉弦细。

治法：调摄冲任。

推拿穴位与方法：三阴交、阴陵泉、阳池、膻中，每穴点按 3～5 分钟。

（四）糖尿病

1. 概述　糖尿病是由于胰岛素分泌及（或）作用缺陷引起的以血糖升高为特征的代谢病，可分为 1 型、2 型、其他特殊类型及妊娠糖尿病 4 种。糖尿病患者可能出现的症状包括：口渴和口干、多饮、多尿、多食、体重下降（上述症状就是常说的"三多一少"）、疲倦和视力模糊。但有些 2 型糖尿病患者很少有症状或根本没有症状。糖尿病的诊断必须依靠血糖测定。符合以下任何一个条件，可以诊断为糖尿病。

有糖尿病症状，同时任意时间血糖 ≥11.1 毫摩/升（200mg/dl）。

空腹血糖（FPG）≥7.0 毫摩/升（126mg/dl）。

口服葡萄糖耐量试验（OGTT）2 小时血糖水平≥11.1 毫摩/升（200mg/dl）。

2. 消渴的定义　消渴是以多食、多饮、多尿、口渴、乏力、消瘦，或尿有甜味为主要临床表现的病证。中医认为其发病机制主要在于阴津亏损，燥热偏盛，阴虚为本，燥热为标，两者互为因果。病变的主要脏腑在肺、胃、肾，尤以肾为关键，三者往往相互影响。消渴病常可并发多种病证，比如肺痨、白内障、雀目、耳聋、疮疖痈疽、中风偏瘫、水肿等。该病证相当于西医的糖尿病，亦可见于尿崩症。

3. 辨证推拿 在医生的指导下辨证推拿。

（1）阴虚热盛证

临床表现：五心烦热，咽干口燥，口渴喜冷饮，多食易饥，溲赤便秘，舌质红，苔黄，脉细滑数，或细弦数。

治法：养阴清热，生津止渴。

推拿穴位与方法：大椎、肺俞、心俞、尺泽，每穴点按3～5分钟。

（2）气阴两虚证

临床表现：气短懒言，五心烦热，咽干口燥，倦怠乏力，多食易饥，口渴喜饮，心悸失眠，溲赤便秘，舌红少津，苔薄或花剥，脉细数无力。

治法：益气养阴。

推拿穴位与方法：太溪、足三里、列缺，每穴点按3～5分钟。

（3）阴阳两虚证

临床表现：神疲乏力，气短懒言，头晕眼花，心悸失眠，自汗易感，颜面肢体水肿，咽干口燥，或手足畏寒，腰膝酸冷，夜尿频多，尿多浊沫，或小便量多，男子阳痿，女子性欲低下，大便干稀不调；舌体胖大，有齿痕，苔白或少苔，脉沉细无力。

治法：滋阴温阳，利水消肿。

推拿穴位与方法：命门、肾俞、气海，用手将穴位搓热。

（4）血瘀脉络证

临床表现：胸痛，胁痛，腰痛，背痛，疼痛部位固定，或为针刺样痛，肢体麻木，疼痛夜甚，肌肤甲错，口唇紫暗，面

部瘀斑，健忘心悸，心烦失眠；舌质暗，有瘀斑，舌下脉络青紫纡曲，苔白，脉涩。

治法：活血化瘀。

推拿穴位与方法：命门、肾俞、血海、膈俞，每穴点按3～5分钟。

（5）湿热困脾证

临床表现：头身困重，四肢倦怠，胸脘腹胀，或食后饱满，体形肥胖，心胸烦闷，小便黄赤，大便不爽，舌质红，苔黄腻，脉滑数。

治法：健脾和胃，清热祛湿。

推拿穴位与方法：内庭、阴陵泉、三阴交、中脘，每穴点按3～5分钟。

消渴日久产生的多种慢性并发症，在不适表现上属于本虚标实。以气阴两伤、脾肾阳虚、阴阳两虚为本，瘀血阻络、痰浊不化、水湿泛滥等为标。宜标本兼顾，在前述不适表现辨治的基础上根据并发症的特点给予治疗。

（6）心络瘀滞证

临床表现：胸闷或胸痛，口干乏力，心悸气短，大便干结，舌胖质暗或有瘀斑，舌下脉络紫暗、怒张，脉沉细或涩。

治法：益气养阴，化瘀通络。

推拿穴位与方法：神门、阴郄、三阴交、膻中，每穴点按揉3～5分钟。

（7）瘀阻脑络证

临床表现：头晕或头痛，口干乏力，偏身麻木，半身不遂，口眼歪斜，舌强言謇或不语，或伴有神志恍惚，或神志昏迷，舌暗红或有瘀斑，苔白或黄，脉弦滑或涩。

治法：益气养阴，化瘀通脉。

推拿穴位与方法：涌泉、百会、四神聪、血海，每穴点按

揉 3～5 分钟。

（8）肾络瘀滞证

临床表现：腰膝酸软，口干乏力，或伴头晕目眩，大便干结，尿浊，舌质暗或有瘀斑，苔白，脉沉细数或涩。

治法：滋补肝肾，益气养阴，活血通络。

推拿穴位与方法：京门、照海、内关，每穴点按 3～5 分钟。

（9）目络瘀滞证

临床表现：视力减退，或视物模糊，腰膝酸软，口干乏力，头晕目眩，大便干结，舌胖质暗或有瘀斑，苔白，脉沉细无力。

治法：滋补肝肾，益气养阴，化瘀通络。

推拿穴位与方法：养老、太阳、光明，每穴点按揉 3～5 分钟。

（10）络空风动证

临床表现：肢体麻木，肌肤不仁，肌瘦无力，腓肠肌痛，或如电灼，挛急疼痛，昼轻夜重，口干乏力，腰膝酸软，舌胖质暗，苔薄白或少苔，脉沉细无力。

治法：滋补肝肾，息风通络。

推拿穴位与方法：太冲、飞扬、阳陵泉，每穴点按揉 3～5 分钟。

（五）胃脘痛

1. 概述　胃脘痛又称胃痛，是指以胃脘近心窝处疼痛为主症的病证。多因忧思郁怒、饮食不节、劳倦过度、感受外邪等导致胃之气机阻滞，不通则痛；亦可因脾胃虚弱，络脉失养，不荣则痛。病位在胃，但和肝脾关系最为密切。一般来讲邪气犯胃所致胃脘痛多属急症、实证；脏腑失调，胃痛反复发作，

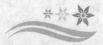

时轻时重者，以虚证或虚实夹杂为主。常见于西医的胃痉挛、急慢性胃炎、消化性溃疡等多种疾病。

2. 辨证推拿 胃脘痛病因虽有寒凝、湿热、食积、痰饮、瘀血阻胃，或肝气犯胃，或阴虚、阳虚，胃失所养等不同，但最终导致胃之气机壅滞，胃失和降，不通则痛则是其共同的病机。故理气和止痛是治疗胃脘痛的根本大法。临证要结合具体病机，采用相应的治法。主要有疏肝和胃、泻热清胃、散寒温胃、消导泻胃、补虚暖胃、滋阴养胃、化瘀通胃、清化醒胃、芳化胃浊、疏通胃气、升降调胃、补中益胃、止血护胃、化痰顺胃、驱蛔安胃等治法，临床可酌情灵活应用。

在医生的指导下辨证推拿。

（1）寒邪客胃证

临床表现：胃痛暴作，遇冷痛重，得温痛减，纳呆口淡，或兼见寒热表证，泛吐清水，小便清长，大便稀溏，舌质淡，苔白，脉弦紧。

治法：温胃散寒，理气止痛。

推拿穴位与方法：内关、中脘、梁门，点按或将手搓热捂穴3～5分钟。

（2）肝气犯胃证

临床表现：胃脘胀痛，痛窜两胁，气怒痛甚，嗳气频作，胸脘痞闷，嘈杂吞酸，喜太息，舌边红，苔薄白，脉沉弦。

治法：疏肝理气，和胃止痛。

推拿穴位与方法：太冲、内关、中脘、梁丘，每穴点按3～5分钟。

（3）痰饮停胃证

临床表现：胃脘痞痛，胸腹堵闷，肢体沉重，呕吐痰涎，口黏不爽，口淡不饥，舌质淡，苔白厚腻，脉弦滑。

治法：温化痰饮，理气和胃。

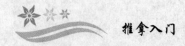

推拿穴位与方法：三阴交、足三里、内关、中脘、建里，每穴点按3～5分钟。

（4）饮食伤胃证

临床表现：胃脘疼痛，厌食拒按，脘腹饱胀，嗳腐酸臭，恶心呕吐，吐后症轻，大便不爽，矢气酸臭，舌质淡，苔厚腻，脉弦滑。

治法：消食导滞，理气和胃。

推拿穴位与方法：内庭、中脘，每穴点按3～5分钟。

（5）湿热蕴胃证

临床表现：胃脘热痛，胸脘痞满，口渴口黏，不欲饮，身重纳呆，烦闷嘈杂，肛门灼热，小便短赤，大便不爽，舌质红，苔黄腻，脉滑数。

治法：清化湿热，理气和胃。

推拿穴位与方法：合谷、内庭、丘墟，每穴点按3～5分钟。

（6）瘀血阻胃证

临床表现：胃痛如割，痛处不移，痛久拒按，入夜痛甚，痛彻胸背，食后痛重，或见呕血、黑便，舌质紫暗，或有瘀斑，脉弦涩。

治法：活血化瘀，理气和胃。

推拿穴位与方法：血海、膈俞、梁丘，每穴点按3～5分钟。

（7）胃阴亏虚证

临床表现：胃脘灼热隐痛，空腹症重，口干舌燥，烦渴思饮，食少干呕，似饥不食，大便干结，舌红少津，或舌有裂纹，无苔或少苔，脉细数。

治法：养阴生津，益胃止痛。

推拿穴位与方法：建里、章门，每穴点按揉3～5分钟。

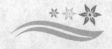

（8）脾胃虚寒证

临床表现：胃凉隐痛，遇冷痛重，得食痛减，喜按喜温，畏寒肢冷，纳少便溏，口淡流涎，舌淡有齿痕，舌苔薄白，脉沉细迟。

治法：益气健脾，温胃止痛。

推拿穴位与方法：公孙、足三里、气海，每穴点按 3～5 分钟。

（六）便　秘

1. 概述　便秘是指粪便在肠内滞留过久，秘结不通，排便周期延长；或虽周期不长，但粪质干结，排出艰难；或粪质不硬，虽有便意，但便而不畅的病证。基本病理机制为大肠传导功能失常，病位在大肠，与脾、胃、肝、肾、肺等脏腑功能失调有密切关系。病性可概括为寒、热、虚、实四个方面。相当于西医的功能性便秘。

2. 辨证推拿　辨证当分清虚实，实者包括热秘、气秘与冷秘；虚者当辨气虚、血虚、阴虚与阳虚的不同。便秘的治疗应以通下为主，但绝不可单纯用泻下药，须辨证论治，应辨清虚实，针对病机治疗。实秘为邪滞胃肠，壅塞不通所致，故以祛邪为主，辨证酌情给予泻热、温散、通导之法，使邪去便通；虚秘为肠失濡养，推动无力而致，故以扶正为先，辨证酌情给予益气温阳、滋阴养血之法，使正盛便通。

在医生的指导下辨证推拿。

（1）实秘

①热秘证

临床表现：大便干结，腹胀腹痛，口臭口干，面红心烦，或有身热，小便短赤，舌质红，苔黄或黄燥，脉滑数。

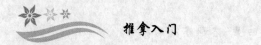

治法：泻热导滞，润肠通便。

推拿穴位与方法：上巨虚、合谷、天枢、二白，每穴点按数分钟。

②气秘证

临床表现：排便困难，大便干结或不干，胁腹痞闷胀痛，嗳气频作，舌淡红，苔薄腻，脉弦。

治法：顺气导滞，攻下通便。

推拿穴位与方法：中封、内关、天枢，每穴点按 3～5 分钟。

③冷秘证

临床表现：大便秘结，脘腹胀满，腹痛拒按，口淡不渴，手足不温，或兼有恶寒发热，舌质淡，苔白滑润，脉弦紧有力。

治法：攻逐寒积。

推拿穴位与方法：命门、肾俞、神阙，每穴点按揉 3～5 分钟。

（2）虚秘

①气虚证

临床表现：大便不干，虽有便意而临厕努挣乏力，难于排出，挣则汗出短气，便后疲乏加重，面白神疲，疲乏无力，肢倦懒言懒动，舌淡嫩，苔白，脉弱。

治法：补气健脾，润肠通便。

推拿穴位与方法：气海、天枢、上巨虚，每穴点按 3～5 分钟。

②阴虚证

临床表现：大便干结，状如羊屎，形体消瘦，或见颧红，眩晕耳鸣，心悸，腰膝酸软，舌质红，少苔或无苔，脉细数。

治法：滋阴补肾。

推拿穴位与方法：照海、血海、肩井、章门，每穴点按 3～

5 分钟。

③血虚证

临床表现：大便干结，面色淡白无华，心悸健忘，头晕目眩，唇舌淡白，舌质淡，苔薄白，脉细。

治法：养血润燥。

推拿穴位与方法：血海、膈俞、足三里，每穴点按揉 3～5 分钟。

④阳虚证

临床表现：大便干或不干，但排出困难，手足不温，喜热怕冷，腹中冷痛，或腰脊冷重，面色㿠白，舌淡苔白，脉沉而迟。

治法：温润通便。

推拿穴位与方法：命门、肾俞、关元俞、神阙，每穴点按 3～5 分钟。

（七）癃　闭

1. 概述　癃闭是指以排尿困难、小便量少、点滴而出，甚则闭塞不通为主的病证。小便不利、点滴而短少、病势较缓者称为癃，小便闭塞、点滴不通、病势较急者称为闭。病位在肾和膀胱，因肾与膀胱功能失调，三焦气化不能宣行所致。本病证相当于西医学中因各种原因所导致的尿潴留与无尿症，如肾前性、肾后性与肾实质病变所致的急慢性肾功能衰竭的少尿或无尿症，以及前列腺增生、尿路结石、尿路肿瘤、尿道狭窄、尿路损伤、膀胱括约肌痉挛、神经性尿闭、脊髓炎所致的尿潴留。

2. 辨证推拿　癃闭的形成和水液代谢功能失调有密切关系。癃者轻，闭者重，二者可以互相转化。癃闭日重，浊邪壅滞三

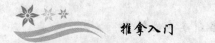

焦，三焦气化不得宣行则渐变成关格。癃闭的治疗以通利为原则。癃闭实证宜清化湿热、调畅气机、通瘀散结而通水道；虚证则宜补肾健脾而助气化，气化得行，小便自通，通补结合。根据个适表现，进行辨证论治。

在医生的指导下辨证推拿。

（1）膀胱湿热证

临床表现：小便点滴不通，或量少而短赤灼热，小腹胀满，口干不欲饮，口苦口黏，大便不畅，舌质红，苔根黄腻，脉数。

治法：清热利湿，通利小便。

推拿穴位与方法：列缺、三阴交、中极，第次穴按压揉搓3～5分钟。

2. 肺热壅盛证

临床表现：小便不畅或者点滴不通，呼吸急促或有咳嗽，咽干，烦渴欲冷饮，舌质红，苔薄黄，脉数。

治法：清泄肺热，通利小便。

推拿穴位与方法：合谷、尺泽、膻中、中极，每穴点按3～5分钟。

（3）肝郁气滞证

临床表现：小便突然不通或者通而不畅，胁腹胀满，心烦易怒或情志抑郁，喜叹息，舌红，苔薄白或薄黄，脉弦。

治法：调畅气机，通利小便。

推拿穴位与方法：太冲、行间、三阴交、阴陵泉，每穴点按揉3～5分钟。

（4）浊瘀阻塞证

临床表现：小便点滴而下或尿细如线，甚至阻塞不通，小腹胀满疼痛，舌质紫暗或有瘀斑，苔白润，脉涩。

治法：行瘀散结，通利小便。

推拿穴位与方法：水泉、阴陵泉、膻中，每穴点按3～5分

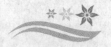

钟。

（5）脾气不升证

临床表现：时欲小便而不得出，或量少而不爽利，小腹坠胀，气短懒言，语声低微，精神疲乏，不思纳食，舌质淡，苔薄白，脉弱。

治法：升清降浊，化气行水。

推拿穴位与方法：章门、中极、三阴交，每穴点按揉3～5分钟。

（6）肾阳衰惫证

临床表现：小便不通或者点滴不爽，排出无力，畏寒肢冷，腰膝冷而酸软，面色㿠白，神气怯弱，舌淡苔白，脉沉细尺弱。

治法：温阳益气，补肾利水。

推拿穴位与方法：太溪、命门、肾俞、中极，每穴点按揉3～5分钟。

（八）腰　痛

1. 概述　腰痛是指因闪挫或外感、内伤导致腰部气血运行不畅，或失于濡养而引起腰脊或脊旁部位疼痛为主要临床表现的病证。基本病理机制为筋脉痹阻，腰府失养。病性有虚有实，虚者多属内伤，责之于禀赋不足，肾亏腰府失养；实者多为外感风、寒、湿、热诸邪，痹阻经脉，或劳力扭伤，气滞血瘀，经脉不通导致腰痛。常见于西医的腰肌劳损、强直性脊柱炎等疾病。

2. 辨证推拿　腰痛治疗当分标本虚实，辨证论治。感受外邪属实，治宜祛邪通络。依据寒湿、湿热的不同，分别予以温散或清利；外伤腰痛属实，治宜活血祛瘀、通络止痛为主；内伤所致多属虚，治宜补肾固本为主，兼顾肝脾；虚实兼见者，

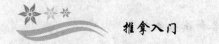

宜辨主次轻重，标本兼顾。

在医生的指导下辨证推拿。

（1）寒湿证

临床表现：寒冷和阴雨天腰痛加重，腰部冷痛重着，转侧不利，逐渐加重，静卧病痛不减，舌质淡，苔白腻，脉沉而迟缓。

治法：散寒行湿，温经通络。

推拿穴位与方法：命门、肾俞、腰大肌，将手搓热捂在患处，并快速按揉患处。

（2）湿热证

临床表现：腰部疼痛，重着而热，暑湿阴雨天气腰痛加重，活动后或可减轻，身体困重，小便短赤，舌质红，苔黄腻，脉濡数或弦数。

治法：清热利湿，舒筋止痛。

推拿穴位与方法：命门、肾俞、委中，每穴点按 3～5 分钟。

（3）瘀血证

临床表现：腰痛如刺，痛有定处，痛处拒按，日轻夜重，轻则俯仰不便，重则不能转侧，或有跌仆闪挫病史，舌质暗紫，或有瘀点、瘀斑，脉涩。

治法：活血化瘀，通络止痛。

推拿穴位与方法：太冲、血海、阳陵泉，每穴点按 3～5 分钟。

（4）肾阴虚证

临床表现：腰部隐隐作痛，酸软无力，缠绵不愈，五心烦热，少寐，口燥咽干，面色潮红，手足心热，舌质红，少苔，脉弦细数。

治法：滋补肾阴，濡养筋脉。

推拿穴位与方法：太溪、肾俞、气海俞、关元俞，每穴点按 3～5 分钟。

（5）肾阳虚证

临床表现：腰部隐隐作痛，局部发凉，喜温喜按，遇劳更甚，卧则减轻，常反复发作，肢冷畏寒，酸软无力，缠绵不愈，少腹拘急，面色㿠白，舌质淡，脉沉细无力。

治法：补肾壮阳，温煦经脉。

推拿穴位与方法：命门、肾俞、委中，每穴点按 3～5 分钟。

（九）感　冒

1. 概述　感冒是感受触冒风邪引起的以鼻塞、流涕、喷嚏、咳嗽、头痛、恶寒、发热、全身不适等为主要表现的疾病。病位主要在上焦肺卫，由于外感风邪或时行外邪客于肺卫，引起肺卫功能失调，肺失宣肃而引起，一般病程为 3～7 日，在整个病程中很少传变。相当于西医的上呼吸道感染、流行性感冒等疾病。

2. 辨证推拿　感冒的病位在于肺卫，辨证属于表实证。根据病邪的性质，宜用解表达邪的方法。风寒证治宜辛温发汗；风热证治宜辛凉清解；暑湿杂感者，宜清暑祛湿解表；虚体感邪则宜扶正与解表并施。

在医生的指导下辨证推拿。

（1）风寒证

临床表现：恶寒，发热，无汗，头痛身疼，鼻塞流清涕，喷嚏，舌质淡，苔薄白，脉浮紧或浮缓。

治法：辛温解表。

推拿穴位与方法：风池、合谷、大椎，每穴点按揉 3～5 分

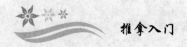

钟。

（2）风热证

临床表现：发热较重，微恶风，头胀痛，鼻塞流黄涕，咳嗽，咽痛咽红，舌边尖红，苔白或黄，脉浮数。

治法：辛凉解表。

推拿穴位与方法：合谷、足三里、大椎，每穴点按3～5分钟。

（3）暑湿证

临床表现：头昏胀重，胸闷泛恶，身热，或热势不扬，微恶风，无汗或少汗，鼻塞流涕，舌质淡或淡红，苔黄腻，脉濡数。见于夏秋季节。常见于雨淋或吹电扇、吹空调后。

治法：清暑祛湿解表。

推拿穴位与方法：合谷、中脘、足三里，每穴点按揉3～5分钟。

（4）气虚感冒

临床表现：恶寒发热，或热势不盛，但觉时时形寒恶风，自汗，头痛鼻塞，咳嗽痰白，倦怠乏力，语声低怯，气短，舌质淡，苔白，脉浮无力。

治法：益气解表，调和营卫。

推拿穴位与方法：足三里、合谷、肺俞，每穴点按3～5分钟。

（5）阴虚感冒

临床表现：发热，微恶风寒，无汗或微汗，或寐中盗汗，口干咽燥，手足心热，头痛，心烦，干咳少痰，或痰中带血丝，舌质红，脉细数。

治法：益阴解表。

推拿穴位与方法：列缺、照海、肺俞、大椎，每穴点揉3～5分钟。

（十）不　寐

1. 概述　不寐是指入睡困难，或睡而不酣，或醒后不能再睡，或时睡时醒，或整夜不能入睡的一类病证。病位主要在心，与脾、胃、肝、肾等脏腑功能失调相关。病因多为心神失养或邪扰心神。脏腑功能失调，阴阳失衡是其主要病理机制。若思虑、忧郁、暴怒、劳倦等伤及诸脏，精血内耗，彼此影响，每多造成顽固性不寐。本病以虚证或虚实夹杂者居多，亦有为瘀血所致者。相当于西医的神经官能症等疾病。

2. 辨证推拿　不寐的主要病理机制为阳不入阴，阴阳失调。主要病位在心，与肝、胆、脾、胃、肾等脏腑功能失调相关。虚证多属阴血不足，心失所养；实证多为火盛扰心，心神受扰。治疗上以补虚泻实、平衡阴阳为原则，通过调和脏腑，最终达到宁心安神的目的。虚者宜补其不足；实者宜泻其有余；虚实夹杂者，则宜补泻兼顾。在辨证泻实补虚的基础上安神定志，比如养血安神、镇惊安神、清心安神等。无论各种类型酌情配合心理调适，适量运动，可提高疗效。

在医生的指导下辨证推拿。

（1）心火炽盛证

临床表现：心烦不寐，躁扰不宁，口舌生疮，口干舌燥，小便短赤，舌尖红，苔薄黄，脉数有力或细数。

治法：清心泻火，安神定志。

推拿穴位与方法：少府、水泉、人中，每穴按揉3～5分钟（睡前）。

（2）肝郁化火证

临床表现：急躁易怒，喜叹息，不寐多梦，甚至彻夜不眠，伴有头晕头胀，目赤耳鸣，口干而苦，不思饮食，便秘溲赤，

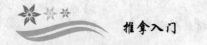

舌红苔黄，脉弦而数。

治法：疏肝泻热，佐以安神。

推拿穴位与方法：中封、太溪、神门，每穴按揉 3～5 分钟（睡前、晨起）。

（3）痰热内扰证

临床表现：胸闷，泛恶嗳气，心烦不寐，伴有头重目眩，口苦，舌质红，苔黄腻，脉滑数。

治法：清化痰热，和中安神。

推拿穴位与方法：丰隆、太冲、内关，每穴点按揉 3～5 分钟。

（4）阴虚火旺证

临床表现：心烦不寐，心悸不安，口干津少，五心烦热，腰膝酸软，头晕耳鸣，健忘遗精，舌红少苔，脉细而数。

治法：滋阴降火，养心安神。

推拿穴位与方法：涌泉、劳宫、心俞，每穴揉按 3～5 分钟（睡前）。

（5）心脾两虚证

临床表现：多梦易醒，心悸健忘，神疲食少，四肢倦怠，头晕目眩，面色少华，舌质淡，苔薄白，脉细无力。

治法：补益心脾，养心安神。

推拿穴位与方法：三阴交、神门、脾俞，每穴按揉 3～5 分钟（睡前、晨起）。

（6）心胆气虚证

临床表现：不寐多梦，易于惊醒，胆怯心悸，遇事善惊，气短倦怠，小便清长，舌淡苔白，脉弦细。

治法：益气镇惊，安神定志。

推拿穴位与方法：丘墟、神门、巨阙，每穴点按 3～5 分钟。

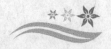

二、妇产科疾病

（一）崩　漏

1. 概述　崩漏是指妇女经血非时暴下不止或淋漓不尽，前者称"崩中"或"经崩"，后者称"漏下"或"经漏"。

2. 辨证推拿　在医生的指导下辨证推拿。

（1）出血期治疗

①脾虚证

临床表现：经血非时暴下不止，或淋漓日久不尽，质稀色淡，气短懒言，神疲乏力，倦怠嗜卧，小腹空坠，面浮肢肿，面色白，纳呆便溏，舌淡胖，边有齿痕，苔薄白，脉细弱或缓弱。

治法：补气摄血，固冲止崩。

推拿穴位与方法：公孙、地机、血海，以揉为主，每穴 3～5 分钟。

②肾气虚证

临床表现：经血非时而下，量多或淋漓日久不尽，质清稀，色淡红或淡暗，腰膝酸软，头晕耳鸣，精神不振，面色晦暗，目眶暗黑，小便频数，舌淡暗，苔白润，脉沉弱。

治法：补肾益气，固冲止血。

推拿穴位与方法：太溪、气海、命门，每穴按揉 3～5 分钟。

③肾阴虚证

临床表现：经乱无期，量多或淋漓日久不尽，质稍稠，色鲜红，五心烦热，潮热颧红，腰膝酸痛，头晕耳鸣，夜寐不安，

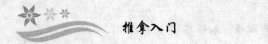

舌红少苔，脉细数。

治法：滋补肾阴，固冲止血。

推拿穴位与方法：照海、血海、肾俞，每穴按揉 3～5 分钟。

④肾阳虚证

临床表现：经血非时而下，量多或淋漓日久不尽，质稀，色淡暗，肢冷畏寒，腰膝酸软，面色晦暗或有暗斑，精神不振，小便清长，夜尿频多，肢肿便溏，舌质淡暗，苔白润，脉沉迟无力。

治法：温肾助阳，固冲止血。

推拿穴位与方法：命门、气海俞、关元俞，每穴按揉搓 3～5 分钟。

⑤虚热证

临床表现：经乱无期，量多或淋漓日久不尽，质稠，色鲜红，两颧潮红，烦热少寐，咽干口燥，潮热盗汗，大便干结，舌红少苔，脉细数。

治法：滋阴清热，固冲止血。

推拿穴位与方法：膈俞、督俞、血海，每穴点按 3～5 分钟。

⑥实热证

临床表现：经乱无期，量多如注，或淋漓日久不尽，质稠，色深红，烦热口渴，喜冷饮，面红唇赤，大便干结，小便短黄，舌红苔黄，脉滑数。

治法：清热凉血，固冲止血。

推拿穴位与方法：行间、大敦、血海，每穴点按揉 3～5 分钟。

⑦血瘀证

临床表现：经乱无期，量时多时少，时出时止，经行不畅，

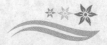

色紫暗有块，胸胁胀满或刺痛，小腹疼痛拒按，面色晦暗，舌质紫或有瘀斑，脉涩。

治法：活血化瘀，固冲止血。

推拿穴位与方法：合谷、肩井、三阴交，每穴点 3～5 分钟。

（2）血止后治疗：崩漏止血后，应根据患者的不同年龄阶段给予相应的治疗。对青春期与生育期患者，宜以调整月经周期，建立或恢复排卵功能为主；生育期因崩漏导致不孕者，宜调经种子；对绝经过渡期患者，宜以预防子宫内膜病变为治疗原则。

推拿穴位与方法：太冲、合谷、足三里，每穴点按 3～5 分钟，长期施术。

（二）闭　经

1. 概述　闭经是指女子年逾 16 周岁月经尚未来潮；或月经周期建立后又中断 6 个月以上，或月经停闭超过既往月经 3 个周期以上。前者为原发性闭经，后者为继发性闭经。

2. 辨证推拿　在医生指导下辨证推拿。

（1）肾气亏损证

临床表现：女子年逾 16 岁尚未行经，或月经初潮偏迟，时有月经停闭，或月经周期建立后，出现月经周期延后、经量减少渐至月经停闭，第二性征发育不良，全身发育欠佳，腰腿酸软，头晕耳鸣，倦怠乏力，夜尿频多，性欲淡漠，面色晦暗，眼眶暗黑，舌质淡润，苔薄白，脉沉弱。

治法：补肾益气，养血调经。

推拿穴位与方法：太冲、气海、地机、归来，每穴点按 3～5 分钟。

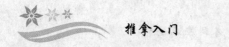

（2）肝肾阴虚证

临床表现：经量减少，色鲜红，质黏稠，经期逐渐延后以致停闭不行，腰膝酸软，五心烦热，神疲倦怠，头晕耳鸣，两目干涩，面色少华，舌质暗淡，苔薄白或薄黄，脉弦细而数或沉细无力。

治法：滋补肝肾，养血调经。

推拿穴位与方法：太溪、曲泉、归来，每穴点揉3～5分钟。

（3）气血虚弱证

临床表现：月经周期延迟，量少，质稀薄，色淡红，渐至经闭不行，神疲肢倦，头晕眼花，心悸气短，面色萎黄，舌淡苔薄，脉沉缓或细弱。

治法：益气养血调经。

推拿穴位与方法：三阴交、血海、关元、足三里，每穴点按3～5分钟。

（4）阴虚血燥证

临床表现：月经周期延后，经量少，质稠色红，渐至月经停闭不行，五心烦热，颧红唇干，咽干口燥，盗汗甚至骨蒸劳热，干咳或咳嗽唾血，大便燥结，舌红苔少，脉细数。

治法：滋阴清热，养血调经。

推拿穴位与方法：足三里、太溪、绝谷，每穴点按3～5分钟。

（5）气滞血瘀证

临床表现：月经停闭，胸胁与乳房胀满，小腹胀痛拒按，烦躁易怒，嗳气叹息，精神抑郁，舌质紫暗，有瘀点，苔薄白，脉沉弦。

治法：理气活血，祛瘀通经。

推拿穴位与方法：合谷、膻中、支沟，每穴点击3～5分

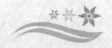

钟。

（6）痰湿阻滞证

临床表现：月经延后，经量少，质黏稠，色淡，渐至月经停闭，形体肥胖，胸闷呕恶，神疲倦怠，面浮肢肿，带下量多，色白质稠，头晕目眩，心悸气短，舌质淡，苔白腻，脉滑。

治法：健脾燥湿化痰，活血调经。

推拿穴位与方法：丰隆、内关、中脘，每穴点按3～5分钟。

（7）寒凝血瘀证

临床表现：月经停闭，小腹冷痛拒按，得热痛缓，形寒肢冷，面色青白，小便清长，舌质紫暗，苔白，脉沉紧。

治法：温经散寒，活血调经。

推拿穴位与方法：将手搓热加敷于神阙穴上，并快速搓揉致小腹有热感。

（三）痛　经

1. 概述　痛经是指妇女正值经期或经行前后出现周期性下腹部疼痛，或伴腰骶酸痛，影响正常工作及生活。包括西医的原发性痛经与继发性痛经。

2. 辨证推拿　在医生的指导下辨证推拿。

（1）气滞血瘀证

临床表现：经前或经期小腹胀痛拒按，经行不畅，色紫暗，有血块，块下痛减，心烦易怒，经前乳房胀痛，舌质暗红或有瘀点、瘀斑，苔薄白，脉弦。

治法：理气活血，化瘀止痛。

推拿穴位与方法：太冲、关元，每穴点按3～5分钟。

（2）寒凝血瘀证

临床表现：经前或经期小腹冷痛，得热痛减，色暗，有血

块，平素畏寒肢冷，带下量多，质清稀，舌质暗或有瘀点、瘀斑，苔白或腻，脉沉紧。

治法：温经散寒，化瘀止痛。

推拿穴位与方法：搓揉八风，点按关元。

（3）湿热瘀阻证

临床表现：经前或经期小腹疼痛或胀痛拒按，有灼热感，或痛连腰骶，质稠，色暗红，或夹较多黏液，平素带下量多，色黄，质稠，有味，或低热起伏，小便黄赤，舌红苔黄腻，脉弦数或滑数。

治法：清热除湿，化瘀止痛。

推拿穴位与方法：合谷、中脘、太冲，每穴点按3～5分钟。

（4）气血虚弱证

临床表现：经期或经后小腹隐隐坠痛，喜按，或小腹及阴部空坠，质清稀，月经量少，色淡，神疲乏力，面色无华，舌质淡，苔薄白，脉细无力。

治法：补气养血，调经止痛。

推拿穴位与方法：足三里、气海、百会，每穴点按3～5分钟。

（5）肝肾亏损证

临床表现：经期或经后小腹绵绵作痛，伴腰骶部酸痛，月经量少，质稀，色淡暗，头晕耳鸣，失眠健忘，或伴潮热，舌淡红，苔薄白，脉细弱。

治法：补养肝肾，调经止痛。

推拿穴位与方法：命门、肾俞、气海俞、关元俞，每穴点按3～5分钟。

（四）更年期综合征

1. 概述 更年期综合征是指妇女在绝经前后由于卵巢功能衰退引起的一系列以植物神经系统功能紊乱为主，伴有神经心理症状的一组症候群。又称"围绝经期综合征""绝经期综合征"。中医称之为"经断前后诸证"，亦称"绝经前后诸证"。

2. 辨证推拿 在医生的指导下辨证推拿。

（1）肝肾阴虚证

临床表现：绝经前后，月经紊乱，月经提前，量或多或少，经色鲜红，烘热汗出，五心烦热，口燥咽干，眩晕耳鸣，目涩，失眠多梦，健忘，腰膝酸痛，阴部干涩，或皮肤干燥、瘙痒、感觉异常，溲黄便秘，舌红少苔，脉细数。

治法：滋养肝肾，育阴潜阳。

推拿穴位与方法：复溜、太冲、内关、气海，每穴点按3～5分钟。

（2）肾虚肝郁证

临床表现：绝经前后，月经紊乱，烘热汗出，胸闷叹息，烦躁易怒，精神抑郁，睡眠不安，大便时干时溏，舌质红，苔薄白或薄黄，脉沉弦或细弦。

治法：滋肾养阴，疏肝解郁。

推拿穴位与方法：太冲、劳宫、然谷，每穴点按3～5分钟。

（3）心肾不交证

临床表现：绝经前后，月经紊乱，烘热汗出，腰膝疲软，精神涣散，思维迟缓，心悸怔忡，心烦不宁，失眠健忘，多梦易惊，舌红少苔，脉细或细数。

治法：滋阴降火，补肾宁心。

推拿穴位与方法：涌泉、神门，每穴点按 3～5 分钟。

（4）肾阴阳两虚证

临床表现：绝经前后，月经紊乱，经色暗或淡红，时而畏寒，时而烘热，自汗，盗汗，头晕耳鸣，失眠健忘，腰背冷痛，足跟痛，浮肿便溏，小便频数，舌淡苔白，脉沉细弱。

治法：补肾，调补冲任。

推拿穴位与方法：命门、肾俞、气海，每穴点按 3～5 分钟。

（五）盆腔炎性疾病后遗症

1. 概述　盆腔炎性疾病后遗症是指盆腔炎性疾病未得到及时正确的治疗，而发生的一系列后遗症。曾被称为"慢性盆腔炎"。属于中医"痛经""月经失调""带下病""癥瘕""不孕"等范畴。

2. 辨证推拿

在医生的指导下辨证推拿。

（1）湿热瘀阻证

临床表现：下腹隐痛，或少腹疼痛拒按，痛连腰骶，或阴部坠胀，劳累或经行时加重；月经经期延长，月经量多，伴痛经；带下量多，质黏稠，色黄，有臭气；小便黄赤，大便干结或溏而不爽；或见低热起伏，胸闷纳呆，婚久不孕；舌质红，苔黄腻，脉滑数。

治法：清热除湿，化瘀止痛。

推拿穴位与方法：八髎，每穴点按 3～5 分钟。

（2）气滞血瘀证

临床表现：下腹胀痛或刺痛，劳累或经期加重；月经先后不定期，量时多时少，经行不畅，色暗血块多，瘀块排出则腹

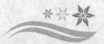

痛减，经期延长，伴见经期乳房胀痛，情志抑郁；平素胸胁胀满，情志不畅，口唇爪甲紫暗，皮肤有瘀点；舌质紫暗，有瘀斑，苔薄白，脉涩。

治法：疏肝解郁，化瘀止痛。

推拿穴位与方法：太冲、关元、天枢，每穴点按3～5分钟。

（3）气虚血瘀证

临床表现：下腹疼痛或坠痛，缠绵日久，痛连腰骶，经行加重，月经量多，经期延长，带下量多，色白质稀，神疲乏力，少气懒言，精神萎靡，食少纳呆，面色㿠白，舌质淡暗，或有瘀点、瘀斑，苔白，脉弦涩无力。

治法：益气健脾，化瘀散结。

推拿穴位与方法：大敦、三阴交、血海，每穴点按掐3～5分钟。

（4）寒湿瘀阻证

临床表现：小腹冷痛，或坠胀疼痛，劳累或经期加重，得热痛减；经行后期，量少色暗，痛经，瘀块排出则腹痛减，平素小腹、腰骶冷痛，得热痛减，四肢不温，神疲乏力，带下清稀量多，小便清长，大便稀溏，舌质淡暗，苔白腻，脉沉迟。

治法：散寒除湿，活血化瘀。

推拿穴位与方法：关元、阴陵泉、足三里，每穴点按3～5分钟。

（六）女性性高潮障碍

1. 概述 性高潮障碍系指女性虽有性要求，性欲正常或较强，在性活动时虽然受到足够强度与时间的有效刺激，并出现正常的兴奋期反应之后，性高潮仍反复地或持续地延迟或缺乏，仅能获得低水平的性快感，因此很少或很难达到性满足，在很多情况下，也存在着性兴奋的抑制。临床又称为"性高潮缺失""性欲高潮功能障碍""性感缺乏"等。

金西的调查表明："在美国有 36%～44% 的女子，并不能在每次性生活中达到性高潮，约有 1/3 的人只在少于 50% 的次数中达到，另有 1/3 在大约 50% 的次数达到；还有 1/3 在 50% 以上次数中达到，但从未 100% 达到过。"苏州妇幼保健医院刘健对 2196 例已婚妇女性生活的调查结果，夫妻性生活时每次出现性高潮的占调查总数的 7.3%，经常出现的占 25.5%，共占 32.8%；有时产生的占 49.9%，从未出现的占 7.2%。

2. 女性性高潮障碍的主要原因 禀赋不足，素体阳虚，或久病，大病，伤及命门之火；或纵欲伤阳；或卒恐伤肾；或病损肾精；或房劳过度，起居熬夜失常；素多抑郁；或所欲不遂；久病伤脾；或思虑损脾；或久病失养；或脾胃虚弱；饮食不节，恣食豪饮等导致命门火衰、肾精不足、肝气郁结、心脾两虚、奇经虚损、痰湿过盛造成性高潮障碍。

3. 辨证推拿 在医生的指导下辨证推拿。多认为与肾、肝、心与奇经有关，并有"实者在肝，虚者在肾、奇经"之说。心主君火，主神，均与性高潮有密切关系。在临床中，当察形神、辨寒热、察虚实，"谨守病机"，恰当选方用药。

（1）命门火衰证

临床表现：情动而无高潮，交而少快感，素少腹虚冷或胞寒不孕，神疲乏力，尿清便溏，月事稀少，舌质淡，苔薄白，脉沉迟无力。

治法：温补命火，培元固本。

推拿穴位与方法：命门、肾俞、三阴交，每穴点按搓揉 3～5 分钟。

（2）肾精不足证

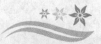

临床表现：性欲迫切，但阴道干涩，少快感，高潮难至，五心烦热，腰膝酸软，头晕耳鸣，口干不多饮，舌红少苔，脉细数。

治法：滋肾填精，养阴降火。

推拿穴位与方法：照海、少府、关元，每穴点按3～5分钟。

（3）肝气郁结证

临床表现：性交感受不到性高潮并有情怀郁闷、精神不悦、胸闷胁胀，善叹息，舌暗红，苔薄白，脉弦细。

治法：疏肝解郁，以畅快意。

推拿穴位与方法：太冲、内关，每穴点按3～5分钟。

（4）奇经虚损证

临床表现：性高潮难至，月经后期，月经过少，甚至闭经，不孕，舌质淡，苔薄白，脉细弱。

治法：温补奇经，养精益血。

推拿穴位与方法：带脉、然谷、关元，每穴点按3～5分钟。

（5）心脾两虚证

临床表现：性交无性欲高潮，并见神疲乏力，食少便溏，多梦健忘，心悸少寐，舌质淡，苔少，脉细弱。

治法：补益心脾。

推拿穴位与方法：神门、章门、三阴交、百会，每穴点按3～5分钟。

（6）痰湿过盛证

临床表现：无性高潮，痰多呕恶，头晕目眩，肢体重浊，胸闷，或见形体肥胖，或畏寒肢冷，口中黏腻，脉沉滑或弦滑。

治法：化痰除湿，舒筋通络。

推拿穴位与方法：丰隆、中脘、膻中、三阴交，点按每穴

3～5分钟。

三、外科疾病

（一）乳 痈

1. 概述 乳痈是指由热毒入侵乳房而引起的急性化脓性疾病。常发生于产后未满月的哺乳期妇女，尤其初产妇多见。在哺乳期发生的，名"外吹乳痈"；在妊娠期发生的，名"内吹乳痈"；在非哺乳期与非妊娠期发生的，名"不乳儿乳痈"。相当于西医的"急性化脓性乳腺炎"。

2. 辨证推拿 乳痈治疗当以消为贵。对于郁滞者以通为主，成脓者以彻底排脓为要；对并发脓毒败血症者，应及时采用中西医结合综合疗法。

在医生的指导下辨证推拿。

（1）气滞热壅证（郁滞期）

临床表现：排乳不畅，乳房肿胀疼痛，结块或有或无，皮色不变或微红，伴有头痛，恶寒发热，周身酸楚，口渴，便秘，舌质正常或红，苔薄白或薄黄，脉浮数或弦数。

治法：疏肝清胃，通乳消肿。

推拿穴位与方法：少泽、太冲、膻中、灵台，每穴点按3～5分钟。

（2）热毒炽盛证（成脓期）

临床表现：乳房肿痛加重，结块增大，乳房皮肤焮红灼热，继之结块中软应指，或切开排脓后引流不畅，乳房红肿热痛不消，有"传囊"现象，伴壮热不退，口渴喜饮；舌质红，苔黄腻，脉洪数。

治法：清热解毒，托里透脓。

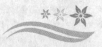

推拿穴位与方法：灵台，掐捏至红紫或三棱针点刺出血。另用手轻轻将瘀滞乳汁挤出，指掐少泽，此法对毒热初起有效。

（3）正虚毒恋证（溃后期）

临床表现：乳房溃脓后肿痛虽轻，但疮口流脓清稀，淋漓不尽，日久不愈，或乳汁从疮口溢出，形成乳漏，伴低热不退，全身乏力，面色少华，饮食减少，舌质淡，苔薄黄，脉弱无力。

治法：补益气血，托毒生肌。

推拿穴位与方法：合谷、足三里、太冲，不定时点按揉每穴，对止痛、排毒、敛疮效果可靠。

（二）乳腺增生病

1. 概述　乳腺增生病是指乳腺组织既非炎症也非肿瘤的良性增生性疾病。相当于中医的"乳癖"。乳腺增生病是最常见的乳腺疾病，约占全部乳腺疾病的 75%。

2. 乳腺增生病的表现　青中年女性，乳房有不同程度的胀痛、刺痛或隐痛，可放射至腋下、肩背部，可与月经、情绪变化有相关性；一侧或两侧乳房发生单个或多个大小不等、形态多样的肿块，肿块可分散于整个乳房，与四周组织界限不清，与皮肤或深部组织不粘连，推之可动，有触痛，可随情绪及月经周期的变化而消长，部分患者乳头可有溢液或瘙痒。

3. 乳腺增生病应做哪些辅助检查　一般认为可酌情做以下检查。

（1）影像学检查：乳腺钼靶 X 线检查，显示病变部位呈现棉花团或毛玻璃状、边缘模糊不清的密度增高影，或见条索状结缔组织穿越其间。

（2）超声检查：此检查具有无损伤性，可应用于超声引导下乳腺肿物穿刺活检术以协助诊断。其表现为双侧或单侧乳腺体积增大，但边界光滑完整；内部质地及结构紊乱，回声分布不均，呈粗大光点或光斑。

（3）病理学检查：标本切面呈黄白色，质韧，无包膜。本病的组织形态可分为小叶增生、纤维腺瘤、硬化性腺病。本病的病理分型有乳痛症型、小叶增生型、纤维腺病型、纤维化型和囊肿病型。

4. 乳腺增生病应与哪些疾病鉴别

（1）乳腺癌：相当于中医的"乳岩"，乳腺癌是指发生在乳腺上皮组织的恶性肿瘤。部位以外上象限者居多，质较硬，边界不清，表面不光滑，活动度差。发展后可有酒窝征、橘皮样改变、皮肤卫星结节、皮肤受侵溃烂、炎症样改变、乳头回缩、乳头溢液、乳头湿疹样变、区域淋巴结肿大、浸润胸肌乃至胸壁。

（2）乳腺纤维腺瘤：相当于中医的"乳核"。乳腺纤维腺瘤可发生于青春期后的任何年龄的女性，但以 18～25 岁的青年女性多见。临床上以无痛性乳房肿块为主要表现，很少伴有乳房疼痛及乳头溢液。

5. 乳腺增生病的原因是什么　　乳腺增生病属于乳腺疾病的首位，30 岁以上妇女中 38.8%～49.3%患本病，且有逐年增长的趋势。其主要原因如下。

（1）膳食不合理：随着生活水平的改善，人们的饮食结构发生了改变，饮食中脂肪的摄取量增多，可导致体内雌激素合成增多，造成雌激素与孕激素比例失调。

（2）不良性刺激：由于社会上"性"环境扩大及刺激机会增多，如影视剧中的色情场面等，可促使"动情素"分泌增加，导致雌激素增多，而孕激素相对减少造成本病。

（3）服用含激素的药物与使用化妆品：有的女性为了美容与形体美，长期使用含有雌激素的面霜、丰乳霜等，这些含雌

激素的霜剂，经皮肤吸收后，也会使体内雌激素水平增高。一些绝经期的妇女，为延缓衰老，经常服用含雌激素的药物、食物，均可导致激素水平失调而导致本病。

（4）长期精神过度紧张：随着社会商品经济的发展，人们生活节奏加快，竞争激烈，精神压力大，也可导致内分泌失调，造成本病。过度的喜、怒、忧、思、恐、悲、惊等精神刺激，可导致内分泌紊乱而引发本病，并且可随情志的变化加重或减轻。据统计资料表明，许多患者在患病之前曾有精神刺激史或不良情绪改变。

（5）其他因素：婚龄、产龄的推迟，未婚、未育的增多，以及哺乳及生育胎次的减少，种种因素均可影响正常的生理功能，造成内分泌紊乱而发生本病。

6. 乳腺增生病一定要手术吗 乳腺增生病属于良性疾病，一般不需要手术。

但当乳腺增生病出现以下情况时可酌情考虑手术：①肿块较局限，经药物治疗无效，穿刺细胞学检查提示有重度增生活跃者。②伴有乳头溢液，经钼钯摄片或 B 超检查不能排除乳腺癌者。③在弥漫性结节状乳腺中，或乳腺腺体增厚区域出现与周围结节质地不一致的肿块者。④年龄在 40～60 岁的乳腺增生患者，具有乳腺癌高危因素者。⑤经长期药物治疗无效，思想负担过于沉重，有严重的精神压力（"恐癌症"），影响生活与工作者。

7. 乳腺增生病是否会癌变 许多妇女在患了乳腺增生病以后整日忧心忡忡，担心它会转变为乳腺癌。乳腺增生病真的会癌变吗？

其实本病与乳腺癌的关系在一百多年前就开始研究。尽管国内、外学者进行了大量的流行病学研究，目前还没有真正探明本病与乳腺癌的确切关系。但大多数学者同意本病是乳腺癌危险因素之一。单纯性乳腺上皮增生（乳痛症）与腺病早期（乳腺小叶增生）不会发生癌变。腺病的中、晚期（纤维腺病与纤维硬变病）有癌变的报道，而癌变最多发生于乳腺囊性增生病。多数学者认为，有囊性增生病的妇女发生乳腺癌的危险性是一般妇女的 2～4 倍，乳腺囊性增生病经过 10 年的随访，乳腺癌的累积发生率为 1.7%～4.9%。

既不能说乳腺增生病与乳腺癌之间毫无关系，也不能说它们都有癌变可能。对于已确诊为乳腺囊性增生病的患者，年龄在 40 岁以上，有肿瘤家族史者，应慎重对待，积极治疗，定期复诊，必要时可做病理活检，或手术切除肿块，以排除或早期发现癌前病变及早期癌。

8. 辨证推拿　在医生的指导下辨证推拿。

（1）肝郁痰凝证

临床表现：多见于青壮年妇女，乳房胀痛，乳房肿块质韧稍硬，大小、形态不一，乳房肿块大小或可随喜怒而消长，或与月经相关，性情急躁或抑郁，胸闷胁胀，失眠多梦，心烦口苦，舌质淡，苔薄黄，脉弦滑。

治法：疏肝解郁，化痰散结。

推拿穴位与方法：太冲、外关、侠溪，经常点按揉每穴，有预防和治疗作用。

（2）冲任失调证

临床表现：多见于中年妇女，乳房肿块连绵隐痛，月经前加重，经后缓减，月经紊乱，或见形寒肢冷，腰膝酸冷或酸软而痛，或五心烦热，月经量少色淡，月经失调，或闭经，舌质淡或淡红，苔白，脉沉细。

治法：补益肝肾，调摄冲任。

推拿穴位与方法：阳池、太冲、足三里，每穴点按揉 3～5 分钟。

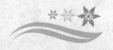

四、男科疾病

（一）阳　痿

1. 概述　阳痿是指男性除未发育成熟或已到性欲衰退期，性交时阴茎不能勃起，或虽勃起但勃而不坚，或勃起不能维持足够的时间，以致不能完成性交全过程的一种病症。阳痿是常见的男性性功能障碍，我国城市男性的阳痿总患病率为 26.1%，而 40 岁以上中老年男子阳痿的患病率为 40.2%～73.1%，且随着年龄的增长而上升，60 岁以上者尤为明显。目前西医学将"阳痿"称为"勃起功能障碍"。

2. 辨证推拿　在医生的指导下辨证推拿。

（1）肝气郁结证

临床表现：阳事不兴，或举而不坚，烦躁易怒，胸胁胀满，善太息，心情抑郁，纳食不香，舌质淡或红，苔薄白，脉弦或细弦。

治法：疏肝解郁。

推拿穴位与方法：行间、三阴交、关元、会阴，每穴点按 3～5 分钟。

（2）湿热下注证

临床表现：阴茎痿软，睾丸坠胀作痛，阴囊潮湿，瘙痒腥臭，胁胀腹闷，肢体困倦，泛恶口苦，小便色黄，尿道灼痛，舌质红，苔黄腻，脉滑数或沉滑。

治法：清利湿热。

推拿穴位与方法：三阴交、阴陵泉、外间、血海，每穴点按 3～5 分钟。

（3）脾虚胃弱证

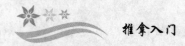

临床表现：临房阴茎举而不坚；纳食减少，脘腹饱闷，身体倦怠，四肢乏力，面色萎黄，舌淡，苔薄，脉沉弱。

治法：补脾益胃。

推拿穴位与方法：隐白、三阴交、气海、会阴，每穴点按3～5分钟。

（4）气血瘀阻证

临床表现：阴茎临举不坚，经久不愈，或服滋补反甚，伴会阴胀感，睾丸刺痛，或少腹抽痛，肌肤粗糙失润，精神抑郁，心烦易怒，多有动脉硬化、糖尿病或阴部外伤及盆腔手术史，舌质暗，有瘀点或瘀斑，脉沉涩或弦。

治法：行气活血，通脉振阳。

推拿穴位与方法：太冲、膻中、血海、会阴，每穴点按3～5分钟。

（5）心脾两虚证

临床表现：阴茎临房不举，或举而不坚不久，心悸不宁，神疲乏力，精神不振，失眠多梦，面色无华，食少纳呆，腹胀便溏，舌质淡，苔薄白，脉细弱。

治法：补益心脾。

推拿穴位与方法：神门、章门、中脘、复溜，每穴点按3～5分钟。

（6）惊恐伤肾证

临床表现：阴茎不举，凡有性欲要求时则心悸怔忡，平素心悸易惊，精神苦闷，胆怯多疑，夜多噩梦，常有被惊吓史，舌质淡，苔薄白，脉弦细或细弱无力。

治法：宁神益肾。

推拿穴位与方法：百会、神门、三阴交、会阴，每穴点按3～5分钟。

（7）肾阴亏虚证

临床表现：阳事不举，或举而不坚，多由正常而逐渐不举，终至萎软不起，伴腰膝酸软，五心烦热，眩晕耳鸣，失眠多梦，遗精，形体消瘦，舌质红少津，脉细数。

治法：滋阴补肾。

推拿穴位与方法：然谷、关元、大敦，每穴点按3～5分钟。

(8) 肾阳不足证

临床表现：阳事不举，或举而不久，多由正常而逐渐不举，终至萎软不起，阴部冷凉，形寒肢冷，神疲倦怠，面色无华，头晕耳鸣，腰膝酸软，小便清长，舌淡胖，苔薄白，脉沉细。

治法：温肾助阳。

推拿穴位与方法：命门、肾俞、三焦俞，每穴点按揉3～5分钟。

（二）早　泄

1. 概述　早泄，是性交时阴茎尚未接触或刚接触女方外阴，或阴茎虽进入阴道，但在很短的时间内便发生射精，随后阴茎疲软，不能维持正常性生活的病证。本病是男科较常见的男性性功能障碍疾病。西医认为不能控制的过早射精并引起消极的身心影响可称为早泄。目前本病还没有一个公认的早泄定义。

2. 辨证推拿　在医生的指导下辨证推拿。

(1) 肾气不固证

临床表现：未交即泄，或乍交即泄，性欲减退，腰膝酸软或疼痛，小便清长或不利，面色不华，舌质淡，苔薄白，脉沉弱或细弱。

治法：补肾固精。

推拿穴位与方法：百会、肾俞、会阴，每穴点按3～5分

钟。

（2）肝经湿热证

临床表现：未交即泄，或交则早泄，性欲亢进，心烦易怒，口苦咽干，阴囊湿痒，小便黄赤，舌质红，苔黄腻，脉弦滑或弦数。

治法：清肝泻火，利湿泄浊。

推拿穴位与方法：照海、行间、血海，每穴点按3～5分钟，或事前搓涌泉5分钟。

（3）心脾两虚证

临床表现：行房早泄或未交即泄，性欲减退，四肢倦怠，乏力，多梦健忘，纳少便溏，心悸，失眠；舌质淡，苔薄白，脉细弱。

治法：健脾养心，安神摄精。

推拿穴位与方法：百会、神门、肾俞，每穴点按揉3～5分钟。

（4）阴虚火旺证

临床表现：阳事易举，甫交即泄，或未交即泄，五心烦热，潮热盗汗，腰膝酸软，舌质红，苔少，脉细数。

治法：滋阴降火，补肾涩精。

推拿穴位与方法：照海、涌泉、劳宫、肾俞，每穴点按3～5分钟。

（5）心肾不交证

临床表现：阳事易举，早泄，梦遗，腰酸腿软，心烦不寐，舌质红少苔，脉细数。

治法：交通心肾，潜阳固精。

推拿穴位与方法：三阴交、少府，每穴点按3～5分钟。

（6）肝气郁结证

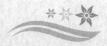

临床表现：早泄，心烦易怒，精神抑郁，胁胀少腹胀痛，胸闷善太息，少寐多梦，舌质淡，苔薄白，脉弦。

治法：疏肝解郁。

推拿穴位与方法：中封、膻中、气海，每穴点按 3～5 分钟。

（三）慢性前列腺炎

1. 概述　慢性前列腺炎属于中医学"精浊"范畴，是中青年男性常见的一种生殖系炎症性疾病，约 50% 男性在一生中的某个阶段会受到前列腺炎的困扰。前列腺炎患者的临床表现多种多样，其典型表现主要是会阴、小腹等部位疼痛、排尿异常与神经精神症状。西医对前列腺炎的分类方法较多。目前国际上多采用 1995 年美国国立卫生研究院（NIH）分类方法。NIH 在过去综合分类的基础上，将前列腺炎重新分为四类：Ⅰ 型急性细菌性前列腺炎；Ⅱ 型慢性细菌性前列腺炎；Ⅲ 型慢性非细菌性前列腺炎/慢性骨盆疼痛综合征（CP/CPPS）；Ⅳ 型无症状的炎症性前列腺炎（AIP）。根据 Ⅲ 型前列腺炎精液中是否存在有诊断意义的白细胞，进一步分为 Ⅲ A 型（炎症性的慢性骨盆疼痛综合征）与 Ⅲ B 型（非炎症性的慢性骨盆疼痛综合征）。

慢性非细菌性前列腺炎/慢性骨盆疼痛综合征最为多见，占 90%～95%。慢性前列腺炎病因复杂，与免疫功能、理化因素刺激、神经内分泌因素、盆腔静脉性疾病等相关。对于慢性前列腺炎，特别是非细菌性前列腺炎（NBP）发病机制、病理生理学改变还不十分清楚。该病具有发病缓慢、病情复杂、缠绵难愈、容易复发的特点。

2. 辨证推拿　在医生的指导下辨证推拿。

（1）湿热蕴结证

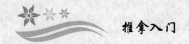

临床表现：尿道灼热感，尿频，尿急，尿痛，排尿终末或大便时偶有白浊，会阴、腰骶、阴囊、睾丸、少腹坠胀疼痛，阴囊潮湿，尿后滴沥，舌质红，苔黄或黄腻，脉滑数。

治法：清热利湿，行气活血。

推拿穴位与方法：行间、三阴交、阴陵泉，每穴点按3～5分钟。

（2）气滞血瘀证

临床表现：少腹、会阴、睾丸、腰骶、腹股沟坠胀隐痛或痛如针刺，时轻时重，在情志刺激、久坐、受凉时加重，心烦易怒，舌质暗或有瘀点、瘀斑，苔白，脉沉涩。

治法：活血化瘀，行气止痛。

推拿穴位与方法：蠡沟、血海、关元、会阴，每穴点按3～5分钟。

（3）肝气郁结证

临床表现：胸闷，善太息，烦躁易怒，性情急躁，焦虑抑郁，症状随情绪波动加重，会阴部，或外生殖器区，或下腹部，或耻骨上区，或腰骶及肛周坠胀不适，隐隐作痛，小便淋漓不畅；舌质淡或淡红，苔薄白，脉弦。

治法：疏肝解郁，理气止痛。

推拿穴位与方法：中封、血海、关元、会阴，每穴点按3～5分钟。

（4）肾阴不足证

临床表现：尿后余沥，小便涩滞不畅，时有精浊，腰膝酸软，五心烦热，口干咽燥，头晕眼花，失眠多梦，遗精早泄，舌质红，少苔，脉细数。

治法：滋补肾阴，清泄相火。

推拿穴位与方法：太溪、地机、列缺、气海，每穴点按3～5分钟。

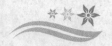

（5）脾肾阳虚证

临床表现：畏寒肢冷，腰骶酸痛，倦怠乏力，精神委靡，少腹拘急，小便频数而清长，滴沥不尽，阳事不举，劳则精浊溢出，舌质淡，苔白，脉沉弱。

治法：温补脾肾，行气活血。

推拿穴位与方法：命门、百会、三焦俞、肾俞，每穴点按3～5分钟。

（四）良性前列腺增生

1. 概述　良性前列腺增生又称良性前列腺肥大或前列腺增生症，为老年男性常见疾病。在组织学上主要表现为前列腺间质与腺体成分的增生，在解剖学上主要表现为前列腺增大，临床表现主要为下尿路症状（LUTS）与尿流动力学上的膀胱出口梗阻（BOO）。值得注意的是，前列腺大小与临床症状的严重程度并不成比例。其发病年龄一般从50岁左右开始，发病率为30%～50%，60岁～70岁发病率可达到75%。前列腺增生症属中医"癃闭"范畴，其中排尿困难者为癃，主要表现是小便不利，点滴而短少，病势较缓；急性尿潴留者为闭，主要表现是小便闭塞，点滴不通，病势较急。

2. 辨证推拿　本病核心病理机制为肾虚血瘀，治疗当在补肾活血散结的基础上酌情佐以行气、清热、利湿、宣肺、补气等治法。中医治疗应以通为用，温肾益气、活血利尿是基本治疗法则。出现并发症时宜采用中西医综合疗法。

在医生的指导下辨证推拿。

（1）脾肾气虚证

临床表现：尿频，排尿起始延长，时欲小便而量不多，排尿无力，溺后余沥不尽，甚则小便不通，或点滴而出不成线，

小腹膨胀，倦怠乏力，少气懒言，动则气短，面色萎黄，纳差，舌质淡，苔薄白，脉弦细。

治法：益气升提、化气行水。

推拿穴位与方法：百会、阴陵泉、地机、会阴，每穴点按揉3～5分钟，早晚各1次。

（2）气滞血瘀证

临床表现：小便排出不畅，尿如细线或有分叉，尿道涩痛，排不尽感，甚或小便阻塞不通，会阴憋胀，小腹胀满隐痛，心烦易怒，胸闷，舌质暗或有瘀斑，苔白，脉弦涩。

治法：活血祛瘀、散结利水。

推拿穴位与方法：蠡沟、阴陵泉、关元、列缺，每穴点按揉3～5分钟，早晚各1次。

（3）湿热蕴结证

临床表现：小便频数黄赤，尿道灼热涩痛，排尿不畅，甚则点滴不通，小腹胀满，大便干燥，口苦口黏；舌质暗红，苔黄腻，脉滑细数。

治法：清利湿热，消瘀散结。

推拿穴位与方法：列缺、中极、水道，每穴点按3～5分钟，每日可数次。

（4）肾阳不足证

临床表现：尿意频频而量少，小便排出无力，尿线细，射程短，甚至滴沥不爽，甚者尿闭不通，畏寒肢冷，小腹发凉，面色华白，神疲乏力，腰膝酸软，舌质淡体胖，苔白，脉沉细弱。

治法：温肾助阳，化气行水。

推拿穴位与方法：百会、气海、水泉、合谷，每穴点按3～5分钟。

（5）肾阴亏虚证

证候：小便频数不爽，尿少热赤，甚或闭塞不通，五心烦热，头晕耳鸣，腰膝酸软，大便秘结，舌质红，少津，苔少，脉细数。

治法：滋补肾阴，通窍利尿。

推拿穴位与方法：尺泽、膻中、太溪、中极，每穴点按3～5分钟。

五、儿科疾病

（一）发　热

1. 概述　发热是指体温异常升高超过正常范围高限。正常小儿腋下体温一般为36℃～37℃，因此，腋下温度超过37℃，可认为发热。其中37.1℃～37.9℃为低热，38℃～38.9℃为中度发热，39℃～41℃为高热，超过41℃为超高热。因为小儿具有"阳常有余，阴常不足"的特点，所以朱丹溪有"凡小儿有病皆热"、王肯堂有"小儿之病为热居多"等论点。故发热为儿科最常见的症状之一，可分为外感发热与内伤发热两大类型，常见于儿科多种急、慢性疾病的某一个发展阶段。现代医学的上呼吸道感染、急性扁桃体炎、流行性感冒、肺炎与消化不良等所导致的发热皆属本病范畴。

2. 小儿发热的原因　中医认为小儿脏腑娇嫩，形气未充，腠理疏薄，卫表不固，加上冷热不能自调，功能不健全，易为六淫之邪侵袭，其中特别是以感受风寒、风热或暑热为多。外邪侵袭机体，邪正相争于肺卫，卫外之阳被郁而引起发热。若外感误治，可入里化热，或乳食积滞，环境改变等可致脾胃运化功能失司，郁而发热，属脾胃实热；若先天不足、后天失养或热病耗阴，虚火上炎，可致阴虚内热。

西医认为，发热可分为感染性发热与非感染性发热两大类。感染性发热常与细菌、病毒、支原体、寄生虫、螺旋体、立克次体等感染有关；非感染性发热多见于机械性挤压伤、肿瘤、某些血液病、结缔组织病及一些急性代谢障碍性疾病等。

3. 小儿发热的鉴别诊断

（1）婴幼儿急疹：婴幼儿急疹是指发热，起病急，无鼻塞、流涕等上呼吸道不适表现，3～4 天后体温骤降，同时全身出现玫瑰红色小丘疹为特征的一种急性出疹性疾病。

（2）急性淋巴细胞白血病：急性淋巴细胞白血病（ALL）是一种起源于淋巴细胞的 B 系或 T 系细胞在骨髓内异常增生的恶性肿瘤性疾病。急性淋巴细胞白血病发病时多有发热，但同时伴有皮下瘀点或瘀斑、鼻出血、牙龈出血、消化道出血、女性月经过多，甚至危及生命的中枢神经系统出血等。8％以上因贫血出现心悸、头晕、神疲乏力等不适表现。超过 1/4 的患者表现出骨与关节疼痛。骨髓及血细胞生化检查可确诊。

4. 辨证推拿　在医生的指导下辨证推拿。

（1）风寒表证

临床表现：以体温异常升高为主要不适表现。外感风寒兼头痛，发热恶寒，无汗，鼻塞流清涕，舌质淡，苔薄白，指纹鲜红或脉浮紧等风寒表证不适表现。

治法：辛温解表。

推拿穴位与方法：患儿取仰卧位，开天门 50 次，清肺经 300 次，清天河水 100 次，揉太阳 100 次，拿风池 10 次，拿肩井 10 次。

（2）风热表证

临床表现：发热少汗，恶寒畏风，口干，咽痛，鼻塞流脓涕，舌质淡红，苔薄黄，指纹红或紫，脉浮数等风热表证不适表现。

治法：辛凉解表。

推拿穴位与方法：患儿取仰卧位，开天门 50 次，推坎宫 50 次，清肺经 300 次，清天河水 100 次，运太阳 50 次，分推迎香 30 次，示、中二指同时揉双侧肺俞 50 次。

（3）暑热证

临床表现：暑热证兼长期发热不退，口渴多尿，少汗，倦怠嗜睡，头重如裹等不适表现。

治法：清暑解表。

推拿穴位与方法：患儿取仰卧位，开天门 50 次，推坎宫 50 次，揉太阳 100 次，清肺经 300 次，清天河水 100 次，补脾经 300 次。

（4）脾胃实热证

临床表现：内伤发热兼腹痛拒按，面红唇赤，嗳腐吞酸，便秘或溏，舌质红，苔黄腻，指纹深紫，脉弦滑数等肺胃实热证不适表现。

治法：泻肺通腑，清解里热。

推拿穴位与方法：患儿取仰卧位，开天门 50 次，推坎宫 50 次，揉太阳 100 次，清肺经 300 次，清天河水 100 次，清胃经 300 次，清大肠 100 次。

（5）阴虚内热证

临床表现：午后低热，潮热盗汗，心烦易怒，形瘦，纳呆，舌红苔剥，指纹淡紫，脉细数等阴虚内热证不适表现。

治法：益气养阴清热。

推拿穴位与方法：患儿取仰卧位，开天门 50 次，推坎宫 50 次，揉太阳 100 次，补肺经 300 次，补脾经 100 次，补肾经 200 次，推涌泉 100 次。

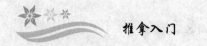

（二）腹　泻

1. 概述　腹泻是以大便次数增多，粪便稀薄，甚至如水样便为主要不适表现，是小儿常见疾病之一。尤其以 2 岁以下婴幼儿为常见。本病一年四季均可发生，尤其以夏、秋季节为多见。若中毒性消化不良，应进行综合治疗。若治疗不及时，迁延日久可影响小儿的营养、生长与发育。重症患儿还可引起脱水、酸中毒等一系列严重后果，甚至危及生命。

2. 小儿腹泻的原因

（1）感受外邪：小儿脏腑娇嫩，藩篱不密，故易为外邪所侵。寒、湿、暑、热之邪均能引起腹泻，尤其以湿邪引起者为多。湿困脾阳，对饮食水谷消化吸收发生障碍而导致腹泻。

（2）内伤乳食：由于调护失宜，哺乳不当，饮食失节或过食生冷瓜果，或进不易消化食物，均可损伤脾胃。宿食内停，清浊不分，并走大肠造成泄泻。

（3）脾胃虚弱：小儿脏腑娇嫩，脾常不足，脾胃负担相对较重，一旦遇到外来因素的影响，就可导致脾胃受损，使水谷不得运化，则水反为湿，谷反而滞，水湿滞留，下注肠道造成腹泻。

西医认为，小儿腹泻的内因是婴儿消化系统发育不成熟，功能不完善，神经调节功能较差，胃酸与消化酶分泌较少，酶的活力低等，外因则可由饮食失调或感受寒冷造成，或由肠道内感染致病性大肠埃希菌、病毒、真菌或原虫等造成腹泻，严重者可由水、电解质紊乱而造成脱水或酸中毒等危症。

3. 辨证推拿　在医生的指导下辨证推拿。

（1）寒湿泻

临床表现：大便清稀多沫，色淡不臭，肠鸣腹痛，小便清

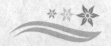

长，面色淡白，口不渴，舌质淡，苔白腻，脉濡，指纹色红。

治法：温中散寒，化湿止泻。

推拿穴位与方法：补脾经、推三关、补大肠、揉脐、按揉足三里、揉龟尾。

（2）湿热泻

临床表现：腹痛即泻，急迫暴注，色黄褐热臭，身有微热，口渴，尿少色黄，舌质淡红，苔黄腻，脉滑数，指纹色紫。

治法：清热利湿，调中止泻。

推拿穴位与方法：清脾胃、清大肠、清小肠，退六腑、揉龟尾。

（3）伤食泻

临床表现：腹痛胀满，泻前哭闹，泻后痛减，大便酸臭量多，口臭纳呆或伴呕吐酸馊，舌质淡，苔厚或垢腻，脉滑。

治法：消食导滞，和中助运。

推拿穴位与方法：补脾经、清大肠、揉中脘、摩腹、揉天枢、揉龟尾。

（4）脾虚泻

临床表现：久泻不愈或伴反复发作，面色苍白，饮食不振，便稀夹有奶块及食物残渣，或每于食后即泻，疲乏无力，舌质淡，苔薄白，脉濡。

治法：健脾益气，温阳止泻。

推拿穴位与方法：补脾经、补大肠、摩腹、揉脐、揉龟尾、捏脊。

（5）脾肾阳虚泻

临床表现：久泻不止，粪质清稀，完谷不化，病程缠绵不愈，甚或脱肛，畏寒肢冷，精神萎靡，面色㿠白，纳呆，消瘦，睡卧露睛，舌质淡，胖嫩，边有齿痕，苔薄白，脉沉细弱。

治法：健脾温肾，固涩止泻。

推拿穴位与方法：补肾经、补脾经、揉外劳宫、揉百会。

六、其他病证

（一）近　视

1. 概述　近视是指以视近清楚，视远模糊为特征的眼病。古称能近怯远症，至《目经大成》始称近视。其中，由先天生成，近视程度较高者又有近觑之称，俗名觑觑眼。相当于西医学之近视眼。

2. 辨证推拿　在医生的指导下辨证推拿。

（1）心阳不足证

临床表现：视近清楚，视远模糊，全身无明显不适，或畏寒肢冷，或面色㿠白，心悸神疲，舌质淡，苔白，脉弱。

治法：补心益气，安神定志。

推拿穴位与方法：光明、四白、太溪、太阳，每穴轻点重揉按3～5分钟。

（2）肝肾两虚证

临床表现：视近怯远，眼前黑花渐生，可有头晕，耳鸣，夜眠多梦，腰膝酸软，五心烦热，舌质淡红，少苔，脉细。

治法：滋补肝肾，益精养血。

推拿穴位与方法：太溪、太冲、光明、四白，按揉每穴3～5分钟。

（二）慢性鼻炎

1. 概述　慢性鼻炎是指鼻腔黏膜或黏膜下的炎症持续数月以上，或炎症反复发作，间歇期内亦不能恢复正常，且无明显

的致病微生物感染，伴有不同程度的功能紊乱的疾病。中医称本病为鼻窒。

慢性鼻炎包括慢性单纯性鼻炎与慢性肥厚性鼻炎。慢性单纯性鼻炎病变主要是鼻腔黏膜下血管，尤其是下鼻甲海绵状组织呈慢性扩张，血管与腺体周围炎性细胞浸润，黏液腺功能活跃，分泌增多；其主要不适表现为间隙性鼻塞、多涕与嗅觉减退，检查见鼻黏膜肿胀，鼻甲肿大，以下鼻甲为主，鼻腔分泌物增多，用探针轻触下鼻甲表面，可出现凹陷，但移去探针后，表面凹陷处很快恢复原状。慢性肥厚性鼻炎病变主要是鼻黏膜下组织纤维化或增生，表现为持续性鼻塞，鼻甲肥大，表面凹凸不平，呈结节样或桑椹样，用探针轻触下鼻甲表面，不易出现凹陷，或虽有凹陷，表面凹陷不易立即复原。

2. 辨证推拿　在医生的指导下辨证推拿。

（1）肺脾气虚证

临床表现：平素易感冒，鼻炎反复发作，鼻塞呈交替性，活动后减轻，卧则在上鼻孔通畅、在下鼻孔阻塞，鼻黏膜色淡，鼻甲肥大，用麻黄素鼻甲收缩敏感。肺气虚，不适表现为咳嗽痰稀气短，面色㿠白，舌质淡红，苔白薄，脉缓或浮无力。脾气虚，不适表现为体倦乏力，食欲欠佳，大便时溏，舌质淡，苔白或稍厚，脉弱。亦有全身不适表现不明显者。

治法：益气通窍。

推拿穴位与方法：合谷、列缺、迎香、足三里，每穴点按3～5分钟。

（2）气血瘀滞证

临床表现：鼻塞较甚，鼻甲肥大，色黯红，但对麻黄素收缩不敏感；心烦易怒；舌质红或有瘀点，苔白，脉弦细。

治法：理气活血。

推拿穴位与方法：合谷、至阴、迎香，每穴点按揉3～5分

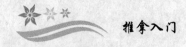

钟，提捏鼻根。

（三）过敏性鼻炎

1. 概述 过敏性鼻炎又称变态反应性鼻炎，为机体对某些物质敏感性增高而出现的以鼻腔黏膜病变为主的特殊病变。临床上分为常年性（持续性）与季节性（间歇性）两种。其不适表现为阵发性鼻塞，继之连续喷嚏，少则几个，多则几十个，很快出现鼻腔阻塞不通，流出大量清水样鼻涕，不能控制，嗅觉暂时性迟钝或丧失。局部检查：双侧下鼻甲肥大水肿，鼻黏膜大多苍白，或充血，或黯红，鼻腔内有较多水样或稀薄黏性鼻涕。分泌物涂片检查，可见嗜酸性粒细胞增多。中医称本病为鼽涕或鼻鼽。

2. 辨证推拿 在医生的指导下辨证推拿。

（1）肺气虚寒证

临床表现：大多发作于冬春季节或季节交换时际，遇寒、遇风便发，亦多发作于早晨起床之际，鼻痒多嚏，涕多而清稀如水，检查见鼻黏膜苍白水肿，舌质淡，苔薄白，脉细。

治法：温肺祛寒。

推拿穴位与方法：风池、肺俞、昆仑，每穴揉 3～5 分钟。

（2）肺经郁热证

临床表现：多发于夏秋季节，常因接触煤气、油烟、香烟、热气等而发作，对寒冷、冷风等刺激反不敏感，鼻痒狂嚏不止，涕色呈淡黄色，鼻易出血，鼻黏膜充血干燥，舌质红，苔薄黄，脉弦数有力。

治法：清肺泄热。

推拿穴位与方法：少商、至阴、迎香，每穴掐按 3～5 分钟。

（3）肺卫虚弱，清阳不升证

临床表现：喷嚏频频发作，但每次嚏数不多，清涕较多，鼻塞严重而持久，鼻黏膜淡红或苍白，舌质淡胖，苔薄白，脉细，平素易感冒。

治法：补肺固卫，益气升阳。

推拿穴位与方法：合谷、大敦、肺俞，每穴点按 3～5 分钟。

（4）肾阳不足证

临床表现：病程较长，冬季发作严重，畏寒、腰酸膝冷，四肢不温，神疲、小便清而频，大便溏薄，发作时鼻涕如清水，量多，鼻黏膜苍白无华，舌质淡，苔白，脉沉细。

治法：补肾温阳。

推拿穴位与方法：太溪、命门、迎香，每穴点按 3～5 分钟，将手搓热揩鼻。

（四）黄褐斑

1. 概述　黄褐斑是发生于颜面部局限性黄褐色或淡褐色皮肤色素沉着斑，又称"肝斑""黧黑斑"。男女皆可发生，以中青年妇女多见。本病相当于西医的黄褐斑。

中医学很早就对"黄褐斑"有记载，查考文献如《内经》称此为"面尘"，其后历代医家又有称之为"黧黑斑""蝴蝶斑"等。

现代医学认为，黄褐斑是一种色素代谢障碍性的皮肤病，是面部常见的色素沉着性皮肤病，表现为黄褐色、暗褐色或深咖啡色的斑片，小如钱币，大如手掌，常对称分布在脸颊、额、鼻、唇周等部位，界线明显或模糊不清，表面光滑无鳞屑，常无自觉不适表现。颧部、鼻部的皮损融合时则呈现蝴蝶形，因

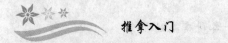

此又常称为"蝴蝶斑"。并因为这种病有损于容颜的美丽，所以把它归在"损容性皮肤病"的范畴。

本病好发于女性的育龄期，尤其常见于妇女妊娠期，此期出现的黄褐斑为"妊娠斑"，少数妊娠妇女分娩以后能够逐渐消退，但较多患者因此而留下斑痕，影响容貌与患者的自信心，严重的甚至影响夫妻感情，可能成为破坏温馨家庭的诱发因素，给患病妇女带来极大痛苦。

2. 辨证推拿　应在医生的指导下辨证推拿。

（1）肝气郁结证

临床表现：颜面黄褐色斑片，烦躁易怒，伴有月经不调，经前斑色加深，乳房作胀，烦躁易怒加重，胸胁痞胀，纳谷不馨，舌红，苔薄白，脉弦滑。

治法：疏肝理气，活血退斑。

推拿穴位与方法：太冲、阳陵泉、解溪、颧髎，每穴点按3～5分钟。

（2）脾虚湿阻证

临床表现：颜面黄褐色斑片，神疲纳差，脘腹胀闷，或带下清稀，或宿有痰饮内停，舌淡红，苔腻，脉弦缓。

治法：健脾化湿，活血悦色。

推拿穴位与方法：足三里、中脘、合谷，每穴点按3～5分钟。

（3）肾阴亏损证

临床表现：颜面黄褐色斑片，头晕耳鸣，五心烦热，舌红少苔，脉细数。

治法：滋阴养肾。

推拿穴位与方法：太溪、命门、肾俞、血海，每穴点按3～5分钟，长期坚持方效。

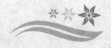

（4）肾阳不足证

临床表现：颜面黄褐色斑片，形寒肢冷，腰膝酸软，倦怠无力，夜尿频清，舌质淡红，苔少，脉沉缓。

治法：温阳益肾。

推拿穴位与方法：阳陵泉、命门、至阳，每穴点按 3～5 分钟，手搓督脉至背发热。

（五）粉　刺

1. 概述　中医将粉刺称为肺风粉刺，因肺风、胃热或肝郁所致。是以面及背部见黑头或白头粉刺、丘疹、脓疱、结节、囊肿及疤痕为主要表现的皮肤疾病。西医认为是一种毛囊皮脂腺的慢性炎症性皮肤病。以皮肤出现散在性粉刺、丘疹、脓疱、结节、囊肿及瘢痕等损害，且常伴皮脂溢出为临床特征。多发生于青春期男女，但也可见于青春期以后或成人发病者。相当于西医的痤疮。

2. 辨证推拿　在医生的指导下辨证推拿。

（1）肺经风热证

临床表现：丘疹色红，或有痒痛，舌红，苔薄黄，脉浮数。

治法：宣肺清热。

推拿穴位与方法：列缺、尺泽、合谷、定喘，每穴点按 3～5 分钟。

（2）湿热蕴结证

临床表现：皮损红肿疼痛，或有脓疱，口臭，便秘，尿黄，舌红，苔黄腻，脉滑数。

治法：清热化湿通腑。

推拿穴位与方法：合谷、血海、膈俞、定喘、中脘，每穴点按 3～5 分钟。

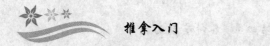

（3）血瘀痰凝证

临床表现：皮损以结节、囊肿为主，可伴有粉刺、丘疹、脓疱、窦道、瘢痕等多形损害，舌黯红或紫暗，苔薄黄，脉滑。

治法：活血化瘀，化痰散结。

推拿穴位与方法：定喘、血海、风市、委中，每穴点按3～5分钟。

附录 腧穴定位

一、手太阴肺经

1. 中府 肺募穴，手太阴经、足太阴经交会穴。横平第 1 肋间隙，锁骨下窝外侧，前正中线旁开 6 寸。取法：先确定云门，中府即在云门下 1 寸。

2. 云门 锁骨下窝凹陷中，肩胛骨喙突内缘，前正中线旁开 6 寸。

3. 天府 腋前纹头下 3 寸，肱二头肌桡侧缘处。

4. 侠白 腋前纹头下 4 寸，肱二头肌桡侧缘处。

5. 尺泽 合穴。肘横纹上，肱二头肌腱桡侧缘凹陷中。

6. 孔最 郄穴。腕掌侧远端横纹上 7 寸，尺泽与太渊连线上。

7. 列缺 络穴，八脉交会穴（通任脉）。桡骨茎突上方，腕横纹上 1.5 寸。

8. 经渠 经穴。腕掌侧远端横纹上 1 寸，桡骨茎突与桡动脉之间。

9. 太渊 输穴，原穴，八会穴（脉会）。桡骨茎突与舟状骨之间，拇长展肌腱尺侧凹陷中。取法：在腕掌侧远端横纹桡侧，桡动脉搏动处。

10. 鱼际 荥穴。第 1 掌骨桡侧中点赤白肉际处。

11. 少商 井穴。拇指末节桡侧，指甲根角侧上方 0.1 寸（指寸）。

二、手阳明大肠经

1. 商阳　井穴。食指末节桡侧，指甲根角侧上方 0.1 寸（指寸）。

2. 二间　荥穴。第 2 掌指关节桡侧远端赤白肉际处。

3. 三间　输穴。第 2 掌指关节桡侧近端凹陷中。

4. 合谷　原穴。第 2 掌骨桡侧的中点处。

5. 阳溪　经穴。腕背侧远端横纹桡侧，桡骨茎突远端，解剖学"鼻咽窝"凹陷中。取法：手拇指充分外展和后伸时，手背外侧部拇指长伸肌腱与拇指短伸肌腱之间形成一明显的凹陷，即解剖学"鼻咽窝"，其最凹陷处即本穴。

6. 偏历　络穴。腕背侧远端横纹上 3 寸，阳溪与曲池连线上。

7. 温溜　郄穴。腕背侧远端横纹上 5 寸，阳溪与曲池连线上。

8. 下廉　肘横纹下 4 寸，阳溪与曲池连线上。

9. 上廉　肘横纹下 3 寸，阳溪与曲池连线上。

10. 手三里　肘横纹下 2 寸，阳溪与曲池连线上。

11. 曲池　合穴。尺泽与肱骨外上髁连线的中点处。

12. 肘髎　肱骨外上髁上缘，髁上嵴的前缘。

13. 手五里　肘横纹上 3 寸，曲池与肩髃连线上。

14. 臂臑　曲池上 7 寸，三角肌前缘处。

15. 肩髃　手阳明经、阳跷脉交会穴。肩峰外侧缘前端与肱骨大结节两骨间凹陷中。

16. 巨骨　手阳明经、阳跷脉交会穴。锁骨肩峰端与肩胛冈之间凹陷中。

17. 天鼎　横平环状软骨，胸锁乳突肌后缘。取法：扶突直下，横平水突。

18. 扶突 横平喉结，胸锁乳突肌前、后缘中间。

19. 口禾髎 横平人中沟上 1/3 与下 2/3 交点，鼻孔外缘直下。

20. 迎香 手阳明经、足阳明经交会穴。鼻翼外缘中点旁，鼻唇沟中。

三、足阳明胃经

1. 承泣 眼球与眶下缘之间，瞳孔直下。

2. 四白 眶下孔处。

3. 巨髎 横平鼻翼下缘，瞳孔直下。

4. 地仓 口角旁开 0.4 寸（指寸）。

5. 大迎 下颌角前方，咬肌附着部的前缘凹陷中，面动脉搏动处。

6. 颊车 下颌角前上方一横指（中指）。

7. 下关 颧弓下缘中央与下颌切迹之间凹陷中。

8. 头维 额角发际直上 0.5 寸，头正中线旁开 4.5 寸。

9. 人迎 横平喉结，胸锁乳突肌前缘，颈动脉搏动处。

10. 水突 横平环状软骨，胸锁乳突肌前缘。

11. 气舍 锁骨上小窝，锁骨胸骨端上缘，胸锁乳突肌胸骨头与锁骨头中间的凹陷中。

12. 缺盆 锁骨上大窝，锁骨上缘凹陷中，前正中线旁开 4 寸。

13. 气户 锁骨下缘，前正中线旁开 4 寸。

14. 库房 第 1 肋间隙，前正中线旁开 4 寸。

15. 屋翳 第 2 肋间隙，前正中线旁开 4 寸。

16. 膺窗 第 3 肋间隙，前正中线旁开 4 寸。

17. 乳中　乳头中央。

18. 乳根　第 5 肋间隙，前正中线旁开 4 寸。

19. 不容　脐中上 6 寸，前正中线旁开 2 寸。

20. 承满　脐中上 5 寸，前正中线旁开 2 寸。

21. 梁门　脐中上 4 寸，前正中线旁开 2 寸。

22. 关门　脐中上 3 寸，前正中线旁开 2 寸。

23. 太乙　脐中上 2 寸，前正中线旁开 2 寸。

24. 滑肉门　脐中上 1 寸，前正中线旁开 2 寸。

25. 天枢　横平脐中，前正中线旁开 2 寸。

26. 外陵　脐中下 1 寸，前正中线旁开 2 寸。

27. 大巨　脐中下 2 寸，前正中线旁开 2 寸。

28. 水道　脐中下 3 寸，前正中线旁开 2 寸。

29. 归来　脐中下 4 寸，前正中线旁开 2 寸。

30. 气冲　耻骨联合上缘，前正中线旁开 2 寸，动脉搏动处。

31. 髀关　股直肌近端、缝匠肌与阔筋膜张肌 3 条肌肉之间凹陷中。

取法：约相当于髂前上棘、髌底外侧端连线与耻骨联合下缘水平线的交点处。

32. 伏兔　髌底上 6 寸，髂前上棘与髌底外侧端的连线上。

33. 阴市　髌底上 3 寸，股直肌肌腱外侧缘。

34. 梁丘　髌底上 2 寸，股外侧肌与股直肌肌腱之间。

35. 犊鼻　髌韧带外侧凹陷中。取法：屈膝，髌骨外下方的凹陷中。

36. 足三里　犊鼻下 3 寸，犊鼻与解溪连线上。

37. 上巨虚　犊鼻下 6 寸，犊鼻与解溪连线上。

38. 条口　犊鼻下 8 寸，犊鼻与解溪连线上。

39. 下巨虚　犊鼻下 9 寸，犊鼻与解溪连线上。

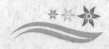

40. 丰隆 外踝尖上 8 寸，胫骨前肌的外缘。

41. 解溪 踝关节前面中央凹陷中，踇长伸肌腱与趾长伸肌腱之间。

42. 冲阳 第 2 跖骨基底部与中间楔状骨关节处，可触及足背动脉。

43. 陷谷 第 2、3 跖骨间，第 2 跖趾关节近端凹陷中。

44. 内庭 第 2、3 趾间，趾蹼缘后方赤白肉际处。

45. 厉兑 第 2 趾末节外侧，趾甲根角侧后方 0.1 寸（指寸）。

四、足太阴脾经

1. 隐白 大趾末节内侧，趾甲根角侧后方 0.1 寸（指寸）。

2. 大都 第 1 跖趾关节远端赤白肉际凹陷中。

3. 太白 第 1 跖趾关节近端赤白肉际凹陷中。

4. 公孙 第 1 跖骨底的前下缘赤白肉际处。

5. 商丘 内踝前下方，舟骨粗隆与内踝尖连线中点凹陷中。

6. 三阴交 内踝尖上 3 寸，胫骨内侧缘后际。

7. 漏谷 内踝尖上 6 寸，胫骨内侧缘后际。

8. 地机 阴陵泉下 3 寸，胫骨内侧缘后际。

9. 阴陵泉 胫骨内侧髁下缘与胫骨内侧缘之间的凹陷中。

10. 血海 髌底内侧端上 2 寸，股内侧肌隆起处。

11. 箕门 髌底内侧端与冲门的连线上 1/3 与下 2/3 交点，长收肌和缝匠肌交角的动脉搏动处。

12. 冲门 腹股沟斜纹中，髂外动脉搏动处的外侧。

13. 府舍 脐中下 4.3 寸，前中线旁开 4 寸。

14. 腹结 脐中下 1.3 寸，前正中线旁开 4 寸。

15. 大横 脐中旁开 4 寸。

16. **腹哀**　脐中上 3 寸，前正中线旁开 4 寸。

17. **食窦**　第 5 肋间隙，前正中线旁开 6 寸。

18. **天溪**　第 4 肋间隙，前正中线旁开 6 寸。

19. **胸乡**　第 3 肋间隙，前正中线旁开 6 寸。

20. **周荣**　第 2 肋间隙，前正中线旁开 6 寸。

21. **大包**　第 6 肋间隙，当腋中线上。

五、手少阴心经

1. **极泉**　腋窝中央，腋动脉搏动处。

2. **青灵**　肘横纹上 3 寸，肱二头肌的内侧沟中。取法：屈肘举臂，在极泉与少海连线的上 2/3 与下 1/3 交点处。

3. **少海**　横平肘横纹，肱骨内上髁前缘。取法：屈肘成直角，在肘横纹内侧端与肱骨内上髁连线的中点处。

4. **灵道**　腕掌侧远端横纹上 1.5 寸，尺侧腕屈肌腱的桡侧缘。

5. **通里**　腕掌侧远端横纹上 1 寸，尺侧腕屈肌腱的桡侧缘。

6. **阴郄**　腕掌侧远端横纹上 0.5 寸，尺侧腕屈肌腱的桡侧缘。

7. **神门**　掌侧远端横纹尺侧端，尺侧腕屈肌腱的桡侧缘。取法：于豌豆骨上缘桡侧凹陷中，在腕掌侧远端横纹上取穴。

8. **少府**　横平第 5 掌指关节近端，第 4、5 掌骨之间。

9. **少冲**　小指末节桡侧，指甲根角侧上方 0.1 寸。

六、手太阳小肠经

1. **少泽**　小指末节尺侧，指甲根角侧上方 0.1 寸。

2. **前谷**　第 5 掌指关节尺侧远端赤白肉际凹陷中。

3. 后溪 第 5 掌指关节尺侧近端赤白肉际凹陷中。取法：半握拳，掌远侧横纹头（尺侧）赤白肉际处。

4. 腕骨 第 5 掌骨底与三角骨之间的赤白肉际凹陷中。取法：由后溪向上沿掌骨直推至一突起骨，于两骨之间凹陷中取穴。

5. 阳谷 尺骨颈突与三角骨之间的凹陷中。

6. 养老 腕背横纹上 1 寸，尺骨头桡侧凹陷中。

7. 支正 腕背侧远端横纹上 5 寸，尺骨尺侧与尺侧腕屈肌之间。

8. 小海 尺骨鹰嘴与肱骨内上髁之间凹陷中。取法：微屈肘，在尺骨鹰嘴与肱骨内上髁之间的尺神经沟中取穴，用手指弹敲此处时有触电麻感直达小指。

9. 肩贞 肩关节后下方，腋后纹头直上 1 寸。

10. 臑俞 腋后纹头直上，肩胛冈下缘凹陷中。

11. 天宗 肩胛冈中点与肩胛骨下角连线上 1/3 与下 2/3 交点凹陷中。

12. 秉风 肩胛冈中点上方冈上窝中。

13. 曲垣 肩胛冈内侧端上缘凹陷中。

14. 肩外俞 第 1 胸椎棘突下，后正中线旁开 3 寸。

15. 肩中俞 第 7 颈椎棘突下，后正中线旁开 2 寸。

16. 天窗 横平喉结，胸锁乳突肌的后缘。

17. 天容 下颌角后方，胸锁乳突肌的前缘凹陷中。

18. 颧髎 颧骨下缘，目外眦直下凹陷中。

19. 听宫 耳屏正中与下颌骨髁突之间的凹陷中。

七、足太阳膀胱经

1. 睛明 目内眦内上方眶内侧壁凹陷中（闭目，在目内眦

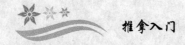

内上方 0.1 寸的凹陷中）。

2. 攒竹　眉头凹陷中，额切迹处。

3. 眉冲　额切迹直上入发际 0.5 寸。

4. 曲差　前发际正中直上 0.5 寸，旁开 1.5 寸。

5. 五处　前发际正中直上 1 寸，旁开 1.5 寸。

6. 承光　前发际正中直上 2.5 寸，旁开 1.5 寸。

7. 通天　前发际正中直上 4 寸，旁开 1.5 寸。

8. 络却　前发际正中直上 5.5 寸，旁开 1.5 寸。

9. 玉枕　横平枕外隆突上缘，后发际正中旁开 1.3 寸。

10. 天柱　横平第 2 颈椎棘突上际，斜方肌外缘凹陷中（后发际正中直上 0.5 寸，斜方肌外缘凹陷中）。

11. 大杼　第 1 胸椎棘突下，后正中线旁开 1.5 寸。

12. 风门　第 2 胸椎棘突下，后正中线旁开 1.5 寸。

13. 肺俞　第 3 胸椎棘突下，后正中线旁开 1.5 寸。

14. 厥阴俞　第 4 胸椎棘突下，后正中线旁开 1.5 寸。

15. 心俞　第 5 胸椎棘突下，后正中线旁开 1.5 寸。

16. 督俞　第 6 胸椎棘突下，后正中线旁开 1.5 寸。

17. 膈俞　第 7 胸椎棘突下，后正中线旁开 1.5 寸。

18. 肝俞　第 9 胸椎棘突下，后正中线旁开 1.5 寸。

19. 胆俞　第 10 胸椎棘突下，后正中线旁开 1.5 寸。

20. 脾俞　第 11 胸椎棘突下，后正中线旁开 1.5 寸。

21. 胃俞　第 12 胸椎棘突下，后正中线旁开 1.5 寸。

22. 三焦俞　第 1 腰椎棘突下，后正中线旁开 1.5 寸。

23. 肾俞　第 2 腰椎棘突下，后正中线旁开 1.5 寸。

24. 气海俞　第 3 腰椎棘突下，后正中线旁开 1.5 寸。

25. 大肠俞　第 4 腰椎棘突下，后正中线旁开 1.5 寸。

26. 关元俞　第 5 腰椎棘突下，后正中线旁开 1.5 寸。

27. 小肠俞　横平第 1 骶后孔，后正中线旁开 1.5 寸。

28. 膀胱俞 横平第 2 骶后孔，后正中线旁开 1.5 寸。

29. 中膂俞 横平第 3 骶后孔，后正中线旁开 1.5 寸。

30. 白环俞 横平第 4 骶后孔，后正中线旁开 1.5 寸。

31. 上髎 正对第 1 骶后孔中。

32. 次髎 正对第 2 骶后孔中。

33. 中髎 正对第 3 骶后孔中。

34. 下髎 正对第 4 骶后孔中。

35. 会阳 尾骨端旁开 0.5 寸。

36. 承扶 臀沟的中点。

37. 殷门 臀沟下 6 寸，股二头肌与半腱肌之间。

38. 浮郄 腘横纹上 1 寸，股二头肌腱的内侧缘。

39. 委阳 腘横纹上，股二头肌腱的内侧缘。

40. 委中 腘横纹中点。

41. 附分 第 2 胸椎棘突下，后正中线旁开 3 寸。

42. 魄户 第 3 胸椎棘突下，后正中线旁开 3 寸。

43. 膏肓 第 4 胸椎棘突下，后正中线旁开 3 寸。

44. 神堂 第 5 胸椎棘突下，后正中线旁开 3 寸。

45. 譩譆 第 6 胸椎棘突下，后正中线旁开 3 寸。

46. 膈关 第 7 胸椎棘突下，后正中线旁开 3 寸。

47. 魂门 第 9 胸椎棘突下，后正中线旁开 3 寸。

48. 阳纲 第 10 胸椎棘突下，后正中线旁开 3 寸。

49. 意舍 第 11 胸椎棘突下，后正中线旁开 3 寸。

50. 胃仓 第 12 胸椎棘突下，后正中线旁开 3 寸。

51. 肓门 第 1 腰椎棘突下，后正中线旁开 3 寸。

52. 志室 第 2 腰椎棘突下，后正中线旁开 3 寸。

53. 胞肓 横平第 2 骶后孔，后正中线旁开 3 寸。

54. 秩边 横平第 4 骶后孔，后正中线旁开 3 寸（骶管裂孔旁开 3 寸）。

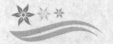

55. 合阳　腘横纹下 2 寸，腓肠肌内、外侧头之间。

56. 承筋　腘横纹下 5 寸，腓肠肌两肌腹之间。

57. 承山　腓肠肌两肌腹与肌腱交角处。当伸直小腿或足跟上提时，腓肠肌肌腹下出现尖角凹陷中。

58. 飞扬　昆仑直上 7 寸，腓肠肌外下缘与跟腱移行处。

59. 跗阳　昆仑直上 3 寸，腓骨与跟腱之间。

60. 昆仑　外踝尖与跟腱之间的凹陷中。

61. 仆参　昆仑直下，跟骨外侧，赤白肉际处。

62. 申脉　外踝尖直下，外踝下缘与跟骨之间凹陷中。

63. 金门　外踝前缘直下，第 5 跖骨粗隆后方，骰骨下缘凹陷中。

64. 京骨　第 5 跖骨粗隆前下方，赤白肉际处。

65. 束骨　第 5 跖趾关节的近端，赤白肉际处。

66. 足通谷　第 5 跖趾关节的远端，赤白肉际处。

67. 至阴　小趾末节外侧，趾甲根角侧后方 0.1 寸。

八、足少阴肾经

1. 涌泉　屈足卷趾时足心最凹陷中。

2. 然谷　足舟骨粗隆下方，赤白肉际处。

3. 太溪　内踝尖与跟腱之间的凹陷中。

4. 大钟　内踝后下方，跟骨上缘，跟腱附着部前缘凹陷中。

5. 水泉　太溪直下 1 寸，跟骨结节内侧凹陷中。

6. 照海　内踝尖下 1 寸，内踝下缘边际凹陷中。

7. 复溜　内踝尖上 2 寸，跟腱的前缘。

8. 交信　内踝尖上 2 寸，胫骨内侧缘后际凹陷中。

9. 筑宾　太溪直上 5 寸，比目鱼肌与跟腱之间。

10. 阴谷　在腘窝内侧，屈膝时，当半腱肌肌腱与半膜肌肌

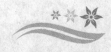

腱之间。

11. 横骨　脐中下 5 寸，前正中线旁开 0.5 寸。

12. 大赫　脐中下 4 寸，前正中线旁开 0.5 寸。

13. 气穴　脐中下 3 寸，前正中线旁开 0.5 寸。

14. 四满　脐中下 2 寸，前正中线旁开 0.5 寸。

15. 中注　脐中下 1 寸，前正中线旁开 0.5 寸。

16. 肓俞　脐中旁开 0.5 寸。

17. 商曲　脐中上 2 寸，前正中线旁开 0.5 寸。

18. 石关　脐中上 3 寸，前正中线旁开 0.5 寸。

19. 阴都　脐中上 4 寸，前正中线旁开 0.5 寸。

20. 腹通谷　脐中上 5 寸，前正中线旁开 0.5 寸。

21. 幽门　脐中上 6 寸，前正中线旁开 0.5 寸。

22. 步廊　第 5 肋间隙，前正中线旁开 2 寸。

23. 神封　第 4 肋间隙，前正中线旁开 2 寸。

24. 灵墟　第 3 肋间隙，前正中线旁开 2 寸。

25. 神藏　第 2 肋间隙，前正中线旁开 2 寸。

26. 彧中　第 1 肋间隙，前正中线旁开 2 寸。

27. 俞府　锁骨下缘，前正中线旁开 2 寸。

九、手厥阴心包经

1. 天池　第 4 肋间隙，前正中线旁开 5 寸。

2. 天泉　腋前纹头下 2 寸，肱二头肌的长、短头之间。

3. 曲泽　肘横纹上，肱二头肌腱的尺侧缘凹陷中。

4. 郄门　腕掌侧远端横纹上 5 寸，掌长肌腱与桡侧腕屈肌腱之间。

5. 间使　腕掌侧远端横纹上 3 寸，掌长肌腱与桡侧腕屈肌腱之间。

6. 内关　腕掌侧远端横纹上 2 寸，掌长肌腱与桡侧腕屈肌腱之间。

7. 大陵　腕掌侧远端横纹中，掌长肌腱与桡侧腕屈肌腱之间。

8. 劳宫　横平第 3 掌指关节近端，第 2、3 掌骨之间偏于第 3 掌骨。握拳屈指时，中指尖下是穴。

9. 中冲　中指末端最高点。

十、手少阳三焦经

1. 关冲　第 4 指末节尺侧，指甲根角侧上方 0.1 寸（指寸）。

2. 液门　第 4、5 指间，指蹼缘上方赤白肉际凹陷中。

3. 中渚　第 4、5 掌指间，第 4 掌指关节近端凹陷中。

4. 阳池　腕背侧远端横纹上，指伸肌腱的尺侧缘凹陷中。

5. 外关　腕背侧远端横纹上 2 寸，尺骨与桡骨间隙中点。

6. 支沟　腕背侧远端横纹上 3 寸，尺骨与桡骨间隙中点。

7. 会宗　腕背侧远端横纹上 3 寸，尺骨的桡侧缘。

8. 三阳络　腕背侧远端横纹上 4 寸，尺骨与桡骨间隙中点。

9. 四渎　肘尖下 5 寸，尺骨与桡骨间隙中点。

10. 天井　肘尖上 1 寸凹陷中。

11. 清冷渊　肘尖与肩峰角连线上，肘尖上 2 寸。

12. 消泺　肘尖与肩峰角连线上，肘尖上 5 寸。

13. 臑会　肩峰角下 3 寸，三角肌的后下缘。

14. 肩髎　肩峰角与肱骨大结节两骨间凹陷中。

15. 天髎　肩胛骨上角骨际凹陷中。

16. 天牖　横平下颌角，胸锁乳突肌的后缘凹陷中。

17. 翳风　乳突下端前方凹陷中。

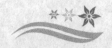

18. 瘈脉 乳突中央，角孙与翳风沿耳轮弧形连线的上 2/3 与下 1/3 的交点处。

19. 颅息 角孙与翳风沿耳轮弧形连线的上 1/3 与下 2/3 的交点处。

20. 角孙 耳尖正对发际处。

21. 耳门 耳屏上切迹与下颌骨髁突之间的凹陷中。

22. 耳和髎 鬓发后缘，耳廓根的前方，颞前动脉的后缘。

23. 丝竹空 眉梢凹陷中。

十一、足少阳胆经

1. 瞳子髎 目外眦外侧 0.5 寸凹陷中。

2. 听会 耳屏间切迹与下颌骨髁突之间的凹陷中。取法：张口，耳屏间切迹前方的凹陷中，听宫直下。

3. 上关 颧弓上缘中央凹陷中。

4. 颔厌 从头维至曲鬓的弧形连线（其弧度与鬓发弧度相应）的上 1/4 与下 3/4 的交点处。

5. 悬颅 从头维至曲鬓的弧形连线（其弧度与鬓发弧度相应）的中点处。

6. 悬厘 从头维至曲鬓的弧形连线（其弧度与鬓发弧度相应）的上 3/4 与下 1/4 的交点处。

7. 曲鬓 耳前鬓角发际后缘与耳尖水平线的交点处。

8. 率谷 耳尖直上入发际 1.5 寸。

9. 天冲 耳根后缘直上，入发际 2 寸。

10. 浮白 耳后乳突的后上方，从天冲至完骨的弧形连线（其弧度与耳廓弧度相应）的上 1/3 与下 2/3 交点处。

11. 头窍阴 耳后乳突的后上方，从天冲到完骨的弧形连线（其弧度与耳廓弧度相应）的上 2/3 与下 1/3 交点处。

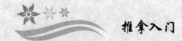

12. **完骨**　耳后乳突的后下方凹陷中。

13. **本神**　前发际上 0.5 寸，头正中线旁开 3 寸。

14. **阳白**　眉上 1 寸，瞳孔直上。

15. **头临泣**　前发际上 0.5 寸，瞳孔直上。

16. **目窗**　前发际上 1.5 寸，瞳孔直上。

17. **正营**　前发际上 2.5 寸，瞳孔直上。

18. **承灵**　前发际上 4 寸，瞳孔直上。

19. **脑空**　横平枕外隆凸的上缘，风池直上。

20. **风池**　枕骨之下，胸锁乳突肌上端与斜方肌上端之间的凹陷中。

21. **肩井**　第 7 颈椎棘突与肩峰最外侧点连线的中点。

22. **渊腋**　第 4 肋间隙中，在腋中线上。

23. **辄筋**　第 4 肋间隙中，在腋中线前 1 寸。

24. **日月**　第 7 肋间隙中，前正中线旁开 4 寸。

25. **京门**　第 12 肋骨游离端的下际。

26. **带脉**　第 11 肋骨游离端垂线与脐水平线的交点上。

27. **五枢**　横平脐下 3 寸，髂前上棘内侧。

28. **维道**　髂前上棘内下 0.5 寸。

29. **居髎**　髂前上棘与股骨大转子最凸点连线的中点处。

30. **环跳**　股骨大转子最凸点与骶管裂孔连线的外 1/3 与内 2/3 交点处。

31. **风市**　髌底上 7 寸，髂胫束后缘。

32. **中渎**　髌底上 5 寸，髂胫束后缘。

33. **膝阳关**　股骨外上髁后上缘，股二头肌腱与髂胫束之间的凹陷中。

34. **阳陵泉**　腓骨头前下方凹陷中。

35. **阳交**　外踝尖上 7 寸，腓骨后缘。

36. **外丘**　外踝尖上 7 寸，腓骨前缘。

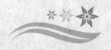

37. 光明 外踝尖上 5 寸,腓骨前缘。

38. 阳辅 外踝尖上 4 寸,腓骨前缘。

39. 悬钟 外踝尖上 3 寸,腓骨前缘。

40. 丘墟 外踝的前下方,趾长伸肌腱的外侧凹陷中。

41. 足临泣 第 4、5 跖骨底结合部的前方,第 5 趾长伸肌腱外侧凹陷中。

42. 地五会 第 4、5 跖骨间,第 4 跖趾关节近端凹陷中。

43. 侠溪 第 4、5 趾间,趾蹼缘后方赤白肉际处。

44. 足窍阴 第 4 趾末节外侧,趾甲根角侧后方 0.1 寸(指寸)。

十二、足厥阴肝经

1. 大敦 大趾末节外侧,趾甲根角侧后方 0.1 寸(指寸)。

2. 行间 第 1、2 趾之间,趾蹼缘后方赤白肉际处。

3. 太冲 第 1、2 跖骨间,跖骨底结合部前方凹陷中,或触及动脉搏动。

4. 中封 内踝前,胫骨前肌肌腱的内侧缘凹陷中。

5. 蠡沟 内踝尖上 5 寸,胫骨内侧面的中央。

6. 中都 内踝尖上 7 寸,胫骨内侧面的中央。

7. 膝关 胫骨内侧髁的下方,阴陵泉后 1 寸。

8. 曲泉 屈膝,当膝关节内侧面横纹内侧端,股骨内侧髁的后缘,半腱肌、半膜肌止端的前缘凹陷处。

9. 阴包 髌底上 4 寸,股内侧肌与缝匠肌之间。

10. 足五里 在股前区,气冲直下 3 寸,动脉搏动处。

11. 阴廉 气冲直下 2 寸。

12. 急脉 横平耻骨联合上缘,前正中线旁开 2.5 寸。

13. 章门 在第 11 肋游离端的下际。

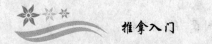

14. 期门　第 6 肋间隙，前正中线旁开 4 寸。

十三、奇经八脉

（一）督　脉

1. 长强　尾骨下方，尾骨端与肛门连线的中点处。

2. 腰俞　正对骶管裂孔，后正中线上。

3. 腰阳关　第 4 腰椎棘突下凹陷中，后正中线上。

4. 命门　第 2 腰椎棘突下凹陷中，后正中线上。

5. 悬枢　第 1 腰椎棘突下凹陷中，后正中线上。

6. 脊中　第 11 胸椎棘突下凹陷中，后正中线上。

7. 中枢　第 10 胸椎棘突下凹陷中，后正中线上。

8. 筋缩　第 9 胸椎棘突下凹陷中，后正中线上。

9. 至阳　第 7 胸椎棘突下凹陷中，后正中线上。取法：两肩胛骨下角连线的中点处。

10. 灵台　第 6 胸椎棘突下凹陷中，后正中线上。

11. 神道　第 5 胸椎棘突下凹陷中，后正中线上。

12. 身柱　第 3 胸椎棘突下凹陷中，后正中线上。

13. 陶道　第 1 胸椎棘突下凹陷中，后正中线上。

14. 大椎　第 7 颈椎棘突下凹陷中，后正中线上。

15. 哑门　第 2 颈椎棘突上际凹陷中，后正中线上。

16. 风府　枕外隆凸直下，两侧斜方肌之间凹陷中。

17. 脑户　枕外隆凸的上缘凹陷处。

18. 强间　后发际正中直上 4 寸。

19. 后顶　当后发际正中直上 5.5 寸（脑户上 3 寸）。

20. 百会　前发际正中直上 5 寸。

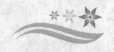

21. **前顶**　前发际正中直上 3.5 寸。

22. **囟会**　前发际正中直上 2 寸。

23. **上星**　前发际正中直上 1 寸。

24. **神庭**　前发际正中直上 0.5 寸。

25. **素髎**　鼻尖的正中央。

26. **水沟**　人中沟的上 1/3 与中 1/3 交点处。

27. **兑端**　上唇结节的中点。

28. **龈交**　上唇系带与上齿龈的交点。

29. **印堂**　两眉毛内侧端中间的凹陷中。

（二）任 脉

1. **会阴**　男性在阴囊根部与肛门连线的中点，女性在大阴唇后联合与肛门连线的中点。

2. **曲骨**　耻骨联合上缘，前正中线上。

3. **中极**　脐中下 4 寸，前正中线上。

4. **关元**　脐中下 3 寸，前正中线上。

5. **石门**　脐中下 2 寸，前正中线上。

6. **气海**　脐中下 1.5 寸，前正中线上。

7. **阴交**　脐中下 1 寸，前正中线上。

8. **神阙**　在脐区，脐中央。

9. **水分**　脐中上 1 寸，前正中线上。

10. **下脘**　脐中上 2 寸，前正中线上。

11. **建里**　脐中上 3 寸，前正中线上。

12. **中脘**　脐中上 4 寸，前正中线上。

13. **上脘**　脐中上 5 寸，前正中线上。

14. **巨阙**　脐中上 6 寸，前正中线上。

15. **鸠尾**　剑胸结合下 1 寸，前正中线上。

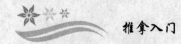

16. **中庭** 剑胸结合中点处，前正中线上。

17. **膻中** 横平第4肋间隙，前正中线上。

18. **玉堂** 横平第3肋间隙，前正中线上。

19. **紫宫** 横平第2肋间隙，前正中线上。

20. **华盖** 横平第1肋间隙，前正中线上。

21. **璇玑** 胸骨上窝下1寸，前正中线上。

22. **天突** 在颈前区，胸骨上窝中央，前正中线上。

23. **廉泉** 在颈前区，喉结上方，舌骨上缘凹陷中，前正中线上。

24. **承浆** 在面部，颏唇沟的正中凹陷处。

十四、奇　穴

（一）头颈部奇穴

1. **四神聪** 百会前后左右各旁开1寸，共4穴。

2. **鱼腰** 瞳孔直上，眉毛中。

3. **太阳** 眉梢与目外眦之间，向后约一横指的凹陷中。

4. **耳尖** 在外耳轮的最高点。

5. **球后** 眶下缘外1/4与内3/4交界处。

6. **上迎香** 鼻翼软骨与鼻甲的交界处，近鼻唇沟上端处。

7. **内迎香** 鼻翼软骨与鼻甲交界的黏膜处。

8. **聚泉** 舌背正中缝的中点处。

9. **海泉** 舌下系带中点处。

10. **金津、玉液** 舌下系带两侧的静脉上，左为金津，右为玉液。

11. **翳明** 翳风后1寸。

12. **颈百劳** 第7颈椎棘突直上2寸，后正中线旁开1寸。

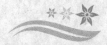

（二）胸腹部奇穴

子宫 脐中下 4 寸，前正中线旁开 3 寸。

（三）腰背部奇穴

1. 定喘 横平第 7 颈椎棘突下，后正中线旁开 0.5 寸。

2. 夹脊 第 1 胸椎至第 5 腰椎棘突下两侧，后正中线旁开 0.5 寸，一侧 17 穴。

3. 胃脘下俞 横平第 8 胸椎棘突下，后正中线旁开 1.5 寸。

4. 痞根 横平第 1 腰椎棘突下，后正中线旁开 3.5 寸。

5. 腰眼 横平第 4 腰椎棘突下，后正中线旁开约 3.5 寸凹陷中。

6. 十七椎 第 5 腰椎棘突下凹陷中。

7. 腰奇 尾骨端直上 2 寸，骶角之间凹陷中。

（四）上肢部奇穴

1. 肘尖 尺骨鹰嘴的尖端。

2. 二白 腕掌侧远端横纹上 4 寸，桡侧腕屈肌腱的两侧，一肢 2 穴。

3. 中魁 中指背面，近侧指间关节的中点处。

4. 大骨空 拇指背面，指间关节的中点处。

5. 小骨空 小指背面，近端指间关节中点处。

6. 腰痛点 第 2、3 掌骨间及第 4、5 掌骨之间，腕背侧远端横纹与掌指关节中点处，一手 2 穴。

7. 外劳宫 第 2、3 掌骨间，掌指关节后 0.5 寸（指寸）凹陷中。

8. 八邪 第 1～5 指间，指蹼缘后方赤白肉际处，左右共 8

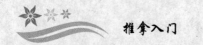

穴。

9. 四缝 第2～5指掌面的近侧指间关节横纹的中央，一手4穴。

10. 十宣 十指尖端，距指甲游离缘0.1寸（指寸），左右共10穴。说明：其中中指尖端穴点即中冲。

（五）下肢部奇穴

1. 鹤顶 髌底中点的上方凹陷中。

2. 百虫窝 髌底内侧端上3寸。

3. 内膝眼 髌韧带内侧凹陷处的中央。

4. 胆囊 腓骨小头直下2寸。

5. 阑尾 髌韧带外侧凹陷下5寸，胫骨前嵴外一横指（中指）。

6. 内踝尖 内踝的最凸起处。

7. 外踝尖 外踝的最凸起处。

8. 八风 第1～5趾间，趾蹼缘后方赤白肉际处，左右共8穴。说明：其中1、2趾，2、3趾，4、5趾间穴点即行间、内庭、侠溪。

9. 独阴 在足底，第2趾的趾侧远端趾间关节的中点。

注：选自沈雪勇主编.经络腧穴学［M］.新世纪第4版.北京：中国中医药出版社，2016.

参考文献

[1]　房敏,宋柏林主编．推拿学[M]．北京:中国中医药出版社,2016.

[2]　沈雪勇主编．经络腧穴学[M]．新世纪第 4 版．北京:中国中医药出版社,2016.

[3]　梁繁荣,王华主编．针灸学[M]．新世纪第 4 版．北京:中国中医药出版社,2016.

[4]　高树中,杨骏主编．针灸治疗学[M]．新世纪第 4 版．北京:中国中医药出版社,2016.

[5]　王富春,马铁明主编．刺法灸法学[M]．新世纪第 4 版．北京:中国中医药出版社,2016.

[6]　刘冠军主编．针灸学．第 2 版[M]．长沙:湖南科学技术出版社,2008.

[7]　王旭东主编．中医养生康复学[M]．北京:中国中医药出版社,2004.

[8]　马烈光,蒋力生主编．中医养生学[M]．北京:中国中医药出版社,2016.

[9]　秦国政主编．中医男科学[M]．北京:科学出版社,2017.

[10]　李曰庆主编．中医外科学[M]．北京:中国中医药出版社,2002.

[11]　中华中医药学会发布．中医内科常见病诊疗指南·中医病证部分[M]．北京:中国中医药出版社,2008.

[12]　中华中医药学会发布．中医内科常见病诊疗指南·

西医疾病部分[M]. 北京:中国中医药出版社,2008.

　　[13]　中华中医药学会发布. 中医妇科常见病诊疗指南·中医病证部分[M]. 北京:中国中医药出版社,2012.

　　[14]　中华中医药学会发布. 中医外科常见病诊疗指南[M]. 北京:中国中医药出版社,2012.

　　[15]　李宏军主编. 男科诊疗常规[M]. 北京:中国医药科技出版社,2016.

　　[16]　王德鑑主编. 中医耳鼻喉科学[M]. 上海:上海科学技术出版社,1985.

　　[17]　陈小宁,严道南主编. 百岁名医干祖望耳鼻喉科临证精粹[M]. 北京:人民卫生出版社,2014.

　　[18]　廖品正主编. 中医眼科学[M]. 上海:上海科学技术出版社,1986.

　　[19]　丁樱主编. 中医儿科学[M]. 长沙:湖南科学技术出版社,2009.

　　[20]　庞保珍,赵焕云编著. 不孕不育中医治疗学[M]. 北京:人民军医出版社,2008.

　　[21]　庞保珍,庞清洋,赵焕云编著. 不孕不育中医外治法[M]. 北京:人民军医出版社,2009.

　　[22]　庞保珍编著. 不孕不育名方精选[M]. 北京:人民军医出版社,2011.

　　[23]　庞保珍主编. 饮食养生之道[M]. 北京:中医古籍出版社,2012.

　　[24]　庞保珍主编. 男性健康之道[M]. 北京:中医古籍出版社,2012.

　　[25]　庞保珍主编. 放松心情之道[M]. 北京:中医古籍出版社,2012.

　　[26]　庞保珍编著. 性功能障碍防治精华[M]. 北京:人民

军医出版社,2012.

  [27] 李淑玲,庞保珍主编.中西医临床生殖医学[M].北京:中医古籍出版社,2013.

  [28] 曹开镛,庞保珍主编.中医男科病证诊断与疗效评价标准[M].北京:人民卫生出版社,2013.

  [29] 庞保珍,庞清洋编著.健康长寿之路[M].北京:中医古籍出版社,2015.

  [30] 庞保珍,庞清洋编著.女性健康漂亮的智慧[M].北京:中医古籍出版社,2015.

  [31] 庞保珍,庞清洋编著.战胜不孕不育的智慧[M].北京:中医古籍出版社,2015.

  [32] 庞保珍主编.生活起居中的健康科学——远离癌症、糖尿病、心脑血管疾病[M].北京:人民卫生出版社,2015.

  [33] 庞保珍主编.不孕不育治疗名方验方[M].北京:人民卫生出版社,2015.

  [34] 庞保珍编著.优生优育——生男生女好方法[M].北京:中医古籍出版社,2016.

  [35] 庞保珍,庞清洋主编.健康之路——《国家基本公共卫生服务规范》健康教育解读[M].郑州:河南科学技术出版社,2017.

  [36] 孙自学,庞保珍主编.中医生殖医学[M].北京:人民卫生出版社,2017.

  [37] 庞保珍,郭兴萍,庞清洋主编.实用中西医生殖医学[M].北京:中医古籍出版社,2019.

  [38] 玄绪军,庞保珍主编.男性健康指南[M].北京:人民卫生出版社,2019.

  [39] 庞保珍,庞清洋编著.不孕不育名方精选(第2版)[M].郑州:河南科学技术出版社,2019.